感染性疾病
诊疗与用药

单 蕾 聂俊峰 马英杰 主编

化学工业出版社

·北京·

内容简介

本书分别就呼吸系统、消化系统、泌尿生殖系统、循环系统、神经系统感染性疾病及其他感染性疾病的病原学、流行病学、发病机制、病理、临床表现、辅助检查、诊断、鉴别诊断、治疗原则及详细用药方案、预后、预防等内容进行了系统而全面的阐述。本书内容全面、系统、简明扼要，具有较高的参考性和实用性。可供感染科医师、传染病科医师、全科医师、社区医师参考阅读。

图书在版编目（CIP）数据

感染性疾病诊疗与用药 / 单蕾，聂俊峰，马英杰主编． -- 北京：化学工业出版社，2024．12． -- ISBN 978-7-122-47189-5

Ⅰ．R4

中国国家版本馆 CIP 数据核字第 2024UR6894 号

责任编辑：赵兰江　　　　　　　　　　　装帧设计：张　辉
责任校对：李雨晴

出版发行：化学工业出版社（北京市东城区青年湖南街13号　邮政编码100011）
印　　装：涿州市般润文化传播有限公司
850mm×1168mm　1/32　印张10　字数227千字　2025年10月北京第1版第1次印刷

购书咨询：010-64518888　　　　　　　售后服务：010-64518899
网　　址：http://www.cip.com.cn
凡购买本书，如有缺损质量问题，本社销售中心负责调换。

定　　价：79.00元

编写人员名单

主　编　单　蕾　哈尔滨医科大学附属第一医院

　　　　聂俊峰　广州市番禺区中心医院

　　　　马英杰　哈尔滨医科大学附属第一医院

副主编　朱　荣　昆山市第一人民医院

　　　　姚伟彪　长治医学院

　　　　珊　丹　天津市口腔医院

　　　　李雪峰　长治医学院

　　　　张志伟　昆山市第一人民医院

　　　　张　蕾　长春中医药大学附属医院

　　　　赵海珍　内蒙古医科大学附属医院

　　　　郝一鸣　苏州市吴江区中医医院

　　　　邱　乐　安徽医科大学第一附属医院

编　委　戴华梅　景德镇市第三人民医院

　　　　连林涛　烟台市中医医院

　　　　贺丽蓉　湖南省肿瘤医院

　　　　安　爽　中国人民解放军联勤保障部队第九六四医院

　　　　王　磊　浙江省舟山医院

　　　　张从玉　湖北医药学院附属国药东风总医院

　　　　江巧悦　哈尔滨医科大学附属第一医院

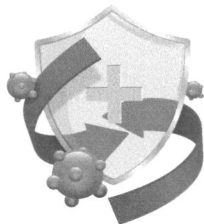

前言

感染性疾病是临床各科室常见疾病，特别是在传染病科、呼吸内科、急诊科的临床诊疗中最多见。因为各种感染性疾病的临床表现具有一定的共性，使得这些病在发病初期难以明确诊断，易导致误诊。因此，感染性疾病也被各科临床医生所重视和关注。

随着科技和医学的飞速发展，感染性疾病的病原学研究更加深入，检查方法和仪器不断创新，新的治疗药物不断涌现，病原体特点、发病机制、病理表现、临床表现、诊断标准、治疗原则等内容也随之不断丰富和更新。

为满足临床医师临床诊疗工作的需要，我们根据感染性疾病诊疗和用药的最新进展并参考最新发布的相关诊疗指南、诊疗规范及专家共识等文献编写了本书。本书将感染性疾病按系统分类，为此将传染性疾病分到了各系统，未能分类的传染病归为其他类，因此未将传染性疾病单独归类。本书主要内容包括各系统感染性疾病的病原学、流行病学、发病机制、病理、临床表现、辅助检查、诊断与鉴别诊断、治疗原则及详细用药方案、预后、预防等。希望本书能帮助读者提升感染性疾病的诊疗水平。

编写过程中，由于作者较多，写作方式和文笔风格不一，再加上时间有限，难免存在疏漏和不足之处，望广大读者提出宝贵的意见和建议。

编者

2025 年 1 月

目录

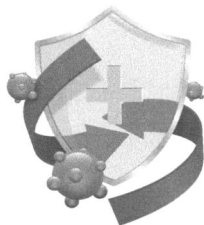

第一章 呼吸系统感染性疾病　　1

第一节　急性上呼吸道感染……………1

第二节　流行性感冒……………7

第三节　新型冠状病毒感染……………14

第四节　肺炎链球菌肺炎……………23

第五节　葡萄球菌肺炎……………30

第六节　肺炎支原体肺炎……………35

第七节　衣原体肺炎……………40

第八节　肺结核……………43

第二章 消化系统感染性疾病　　51

第一节　病毒感染性腹泻……………51

第二节　细菌感染性腹泻……………63

第三节　细菌性痢疾……………70

第四节　霍乱……………79

第五节　伤寒与副伤寒 ················· 87

第六节　肠阿米巴病 ··················· 96

第七节　甲型病毒性肝炎 ··············· 101

第八节　乙型病毒性肝炎 ··············· 106

第九节　丙型病毒性肝炎 ··············· 121

第十节　丁型病毒性肝炎 ··············· 124

第十一节　戊型病毒性肝炎 ············· 128

第十二节　华支睾吸虫病 ··············· 132

第十三节　线虫病 ····················· 135

钩虫病 ······························· 135

蛔虫病 ······························· 138

蛲虫病 ······························· 139

第三章　泌尿生殖系统感染性疾病　　141

第一节　尿路感染 ····················· 141

第二节　淋病 ························· 148

第三节　梅毒 ························· 152

第四节　尖锐湿疣 ····················· 163

第五节　细菌性阴道病 ················· 169

第六节　阴道毛滴虫病 ················· 171

第四章　循环系统感染性疾病　　173

第一节　病毒性心肌炎 ················· 173

第二节　感染性心内膜炎 ··············· 179

第五章　神经系统感染性疾病　189

　第一节　化脓性脑膜炎 ┄┄┄┄┄┄┄┄┄┄┄┄┄189

　第二节　单纯疱疹病毒性脑炎 ┄┄┄┄┄┄┄┄┄192

　第三节　流行性乙型脑炎 ┄┄┄┄┄┄┄┄┄┄┄196

　第四节　流行性脑脊髓膜炎 ┄┄┄┄┄┄┄┄┄┄202

第六章　其他感染性疾病　209

　第一节　肾综合征出血热 ┄┄┄┄┄┄┄┄┄┄┄209

　第二节　登革热 ┄┄┄┄┄┄┄┄┄┄┄┄┄┄┄┄223

　第三节　流行性腮腺炎 ┄┄┄┄┄┄┄┄┄┄┄┄229

　第四节　麻疹 ┄┄┄┄┄┄┄┄┄┄┄┄┄┄┄┄┄233

　第五节　传染性单核细胞增多症 ┄┄┄┄┄┄┄238

　第六节　巨细胞病毒感染 ┄┄┄┄┄┄┄┄┄┄┄243

　第七节　发热伴血小板减少综合征 ┄┄┄┄┄250

　第八节　艾滋病 ┄┄┄┄┄┄┄┄┄┄┄┄┄┄┄┄255

　第九节　鼠疫 ┄┄┄┄┄┄┄┄┄┄┄┄┄┄┄┄┄262

　第十节　布鲁菌病 ┄┄┄┄┄┄┄┄┄┄┄┄┄┄272

　第十一节　钩端螺旋体病 ┄┄┄┄┄┄┄┄┄┄┄279

　第十二节　回归热 ┄┄┄┄┄┄┄┄┄┄┄┄┄┄287

　第十三节　黑热病 ┄┄┄┄┄┄┄┄┄┄┄┄┄┄292

　第十四节　疟疾 ┄┄┄┄┄┄┄┄┄┄┄┄┄┄┄┄296

　第十五节　血吸虫病 ┄┄┄┄┄┄┄┄┄┄┄┄┄305

参考文献　311

第一章
呼吸系统感染性疾病

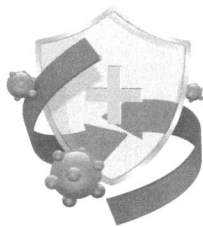

第一节　急性上呼吸道感染

急性上呼吸道感染简称上感，是由各种病毒和/或细菌引起的主要侵犯鼻、咽或喉部急性炎症的总称，包括普通感冒、急性病毒性咽炎、急性病毒性喉炎、急性疱疹性咽峡炎、咽结膜热、细菌性咽炎及扁桃体炎。

一、病因

1. 常见病原体

各种病毒和细菌均可引起，70%～80%为病毒，主要有鼻病毒、流感病毒、副流感病毒、呼吸道合胞病毒、腺病毒等。细菌感染占20%～30%，以溶血性链球菌最为多见，其次为流感嗜血杆菌、肺炎链球菌和葡萄球菌等。

2. 诱因

各种导致全身或呼吸道局部防御功能降低的原因，如受凉、淋雨、气候突变、过度疲劳等均可诱发。

二、临床表现

1. 普通感冒

普通感冒（简称感冒）是一种局限于上呼吸道的病症，由不同种类病毒感染引发，为自限性疾病，主要症状为咽痛、打喷嚏、头痛、全身不适、畏寒、发热、流涕、鼻塞和咳嗽等，多在 3～5d 后迅速缓解，但流涕、鼻塞和咳嗽等症状持续时间相对较长，发病 1 周后仍可存在，持续时间通常＜10d。流感病毒感染最突出的症状是同时出现发热和咳嗽。

上呼吸道感染后，咳嗽症状持续超过 3 周（通常不会超过 8 周），但影像学无异常，被认为是一种独立的疾病，称为感染后咳嗽。

2. 急性病毒性咽炎

临床特征为咽部发痒或灼热感，咳嗽少见，一般咽痛不明显。当吞咽疼痛时，常提示有链球菌感染。体检可见咽部明显充血水肿，颌下淋巴结肿大且有触痛。

3. 急性病毒性喉炎

临床特征为声嘶、发声困难、咳嗽时疼痛，常伴有发热、咽痛或咳嗽。体检可见喉部水肿、充血，局部淋巴结轻度肿大和触痛，可闻及喉部的喘鸣音。

4. 急性疱疹性咽峡炎

多于夏季发作，儿童多见。表现为明显咽痛、发热，体检可见咽充血，软腭、悬雍垂、咽及扁桃体表面有灰白色疱疹及浅表溃疡，周围有红晕，以后形成疱疹。病程约 1 周。

5. 咽结膜热

常发生于夏季，儿童多见，游泳者中易于传播。临床主要表现为发热、咽炎、结膜炎三大症状。病程 4～6d。

6. 细菌性咽炎及扁桃体炎

起病急，临床表现为咽痛、畏寒、发热（体温可达 39℃ 以上）。体检可见咽部明显充血，扁桃体肿大、充血，表面可有黄色脓性分泌物，可伴有颌下淋巴结肿大、压痛，肺部无异常体征。

三、实验室检查

病毒感染者白细胞计数正常或减少，中性粒细胞减少，淋巴细胞相对增多。病毒分离和血清学检查可明确病因。

细菌感染者白细胞总数、中性粒细胞增多，C 反应蛋白（CRP）阳性。在使用抗菌药物前行咽拭子培养可发现致病菌。链球菌引起者于 2～3 周后抗链球菌溶血素 O（ASO）效价可增高。

四、诊断与鉴别诊断

（一）诊断

根据患者受凉、疲劳等诱因，鼻咽部的卡他、炎症症状及相应体征，结合外周血常规检查结果等可作出本病的临床诊断。一般情况下无需进行病因诊断。

（二）鉴别诊断

（1）流行性感冒：有明显的流行病史，局部症状较轻，全身症状较重。常有高热、头痛、四肢肌肉酸痛等，病程较长，并发症较多。

（2）急性传染病：早期上感常为各种传染病的前驱表现，如麻疹、流脑、百日咳、猩红热等。应结合流行病史、临床表现及实验室检查结果等综合分析，并观察病情演变加以鉴别。

（3）过敏性鼻炎：常打喷嚏、流清涕，但不发热，咽常痒而不痛，鼻黏膜苍白水肿，鼻腔分泌物涂片示嗜酸性粒细胞增多，支持过敏性鼻炎的诊断。

（4）鼻窦炎：感冒症状持续超过 10d 或 5d 后感冒症状恶化被定义为急性病毒感染后鼻窦炎。后者若再出现发热＞38℃、症状缓解后又加重、单侧鼻窦局部症状、局部疼痛加剧及 CRP 阳性和血沉（ESR）增高中 3 种或以上状况，应考虑感冒继发急性细菌性鼻窦炎（ABRS）。

五、治疗

1. 一般治疗

病毒性上感，应告诉患者该病的自限性和治疗的目的；防止交叉感染及并发症。发热、病情较重或年老体弱者应卧床休息，给予有营养而易消化的食物，多饮水，保持室内空气流通，防止受凉。

2. 对症治疗

（1）解热镇痛药：有头痛、发热、全身肌肉酸痛等症状者，可酌情使用解热镇痛药，如对乙酰氨基酚、阿司匹林、布洛芬等。

① 对乙酰氨基酚：6～12 岁儿童每次 0.25g，＞12 岁儿童或成人每次 0.5g，每 4～6h1 次。用于解热连续使用不超过 3d，用于镇痛连续使用不超过 5d。孕妇慎用。

② 阿司匹林：成人每次 0.3～0.6g，必要时每 4～6h 重复 1 次。用于解热连续使用不超过 3d，用于镇痛连续使用不超过 5d。

③ 布洛芬

a. 口服常释剂型：儿童每次 5～10mg/kg，3 次 /d，成人每次 0.2～0.4g，每 4～6h1 次，最大限量为 2.4g/d，用于解热连续使用不超过 3d，用于镇痛连续使用不超过 5。

b. 口服溶液剂型：＜12 岁儿童每次 5～10mg/kg，必要时每隔 4～6h 重复 1 次。每 24h 用药不超过 4 次。

c. 口服缓释控释剂型：>12 岁儿童及成人每次 0.3～0.6g，2 次/d。

（2）鼻塞、流涕：有鼻塞、鼻黏膜充血、水肿、咽痛等症状者，应用盐酸伪麻黄碱等可选择性收缩上呼吸道黏膜血管的药物，也可用 1% 麻黄碱滴鼻。有频繁喷嚏、大量流涕等症状的患者，可酌情选用氯雷他定、氯苯那敏或苯海拉明等抗过敏药物。

（3）咳嗽：成人普通感冒相关急性咳嗽（CACC）多为自限性，症状通常在 5～7d 内缓解。对于 >18 岁的患者，若 CACC 对生活起居影响过大，难以忍受，建议首选含蜂蜜制剂或右美沙芬镇咳。若效果仍然不佳，建议短期服用（<5d）福尔可定。

3. 抗病毒治疗

普通感冒为自限性疾病，一般无需积极抗病毒治疗。

对于免疫功能正常的成人，不建议应用抗病毒药物治疗感冒。对于免疫功能低下的成人，若高度疑似或诊断为呼吸道合胞病毒感染，建议以雾化吸入型利巴韦林抗病毒治疗。

在流感病毒流行季节，对于因感冒可能导致严重疾病或基础疾病恶化的高危人群［包括老年人（>65 岁），免疫低下人群，重要器官具有基础疾病，如冠状动脉粥样硬化性心脏病、慢性充血性心力衰竭、慢性肝肾功能不全、支气管哮喘和慢性结构性肺病（如支气管扩张、COPD 和肺纤维化），以及孕妇］，若出现感冒样症状，高度疑似流感病毒感染或上呼吸道分泌物流感病毒检测阳性，推荐尽早应用神经氨酸酶抑制剂（奥司他韦或帕拉米韦）、阿比多尔或玛巴洛沙韦抗病毒治疗。以奥司他韦为代表的神经氨酸酶抑制剂，若在呼吸道症状起始后 48h 内应用，可迅速缓解流感病毒所致的呼吸道症状，降低下呼吸道感染和住院的风险。玛巴洛沙韦与奥司他韦比较，能更快降低病毒载量。

4. 抗菌治疗

单纯病毒感染无需使用抗菌药物，有白细胞计数升高、咽部脓苔、咳黄痰等细菌感染证据时，可酌情使用青霉素、阿莫西林、头孢曲松、头孢噻肟、呼吸喹诺酮等。

5. 微量营养素治疗

醋酸锌和葡萄糖酸锌口含片可用于治疗成人感冒，宜在症状起始 24h 内分次含化，锌剂量≥75mg/d（但不超过 100mg/d）。不良反应多为异味或相关联症状，如口干、舌燥和恶心。

生活在寒冷地区且经常参加剧烈运动者（如马拉松运动员、滑雪运动员或士兵）和体力劳动者可用维生素 C 治疗或预防感冒。

6. 中医辨证施治

中医将感冒分为风寒感冒、风热感冒、暑湿感冒等类型。葱豉汤、荆防败毒散用于风寒型感冒；银翘散或桑菊饮用于风热型感冒；藿香正气散用于暑湿感冒。也可用中成药如银翘片、双黄连、抗病毒颗粒等。

六、预防

（1）注意劳逸结合，加强体育锻炼，提高机体抵抗力及抗寒能力。

（2）避免受凉、过度疲劳，注意保暖；保持室内空气新鲜、阳光充足；在高发季节少去人群密集的公共场所；戒烟；防止交叉感染。

第二节　流行性感冒

　　流行性感冒（简称流感）是流感病毒引起的一种急性呼吸道传染病，甲型和乙型流感病毒每年呈季节性流行，每年10月我国各地陆续进入流感冬春季流行季节。流感起病急，虽然大多为自限性，但部分患者因出现肺炎等并发症或基础疾病加重而发展成重症病例。

一、病原学

　　流感病毒为 RNA 病毒。根据核蛋白和基质蛋白的不同，分为甲、乙、丙、丁四型。目前感染人类的主要是甲型流感病毒及乙型流感病毒。

　　流感病毒对乙醇、碘伏、碘酊等常用消毒剂敏感；对紫外线和热敏感，56℃条件下 30min 可灭活。

二、流行病学

1. 传染源

　　患者和隐性感染者是主要传染源。从潜伏期末到急性期都有传染性，病毒在呼吸道分泌物中一般持续排毒 3～7 天，儿童、免疫功能受损及危重患者排毒时间可超过 1 周。

2. 传播途径

　　流感病毒主要通过打喷嚏和咳嗽等飞沫传播，经口腔、鼻腔、眼睛等黏膜直接或间接接触感染。接触被病毒污染的物品也可被感染。

3. 易感人群

人群普遍易感。接种流感疫苗可有效预防相应亚型/系的流感病毒感染。

三、临床表现

潜伏期一般为 1～7 天，多为 2～4 天。

1. 单纯型

主要表现为急性起病，高热、寒战、头痛、乏力、食欲缺乏、全身肌肉酸痛等症状明显，咳嗽、流涕、鼻塞、咽痛等呼吸道症状较轻，体温 1～2 天达高峰，3～4 天后逐渐下降，热退后全身症状好转，乏力可持续 1～2 周，上呼吸道症状持续数日后消失。此型最为常见，预后良好。

2. 肺炎型

主要表现为高热持续不退、剧烈咳嗽、咳血性痰、呼吸急促、发绀、极度疲乏等症状，双肺呼吸音低，布满湿啰音，影像学有肺阴影等肺炎表现。病初与单纯型流感相似，1～2 天后病情加重，可引起呼吸、循环衰竭而死亡。此型少见，主要发生于婴幼儿、老年人、孕妇、慢性心肺疾病患者和免疫功能低下者。

3. 胃肠型

主要表现为恶心、呕吐、腹泻、腹痛、食欲缺乏等，多见于儿童，较少见。

4. 中毒型

有全身毒血症表现，可有高热或明显的神经系统和心血管系统受损表现，晚期亦可出现中毒性心肌损害，严重者可出现休克、弥散性血管内凝血、循环衰竭等，病死率较高，预后不良，极少见。

四、并发症

肺炎是最常见的并发症，其他并发症有神经系统损伤（包括脑炎、脑膜炎、脑病、脊髓炎、吉兰-巴雷综合征等）、心脏损伤（主要有心肌炎、心包炎）、肌炎和横纹肌溶解、脓毒性休克等。

五、实验室及其他检查

1. 血常规

白细胞总数正常或降低，淋巴细胞相对升高。重症病例淋巴细胞计数明显降低。若合并细菌感染，白细胞总数与中性粒细胞百分比升高。

2. 血清学检查

检测流感抗体仍然是传统的流感诊断方法。动态检测急性期和恢复期双份血清流感病毒特异性 IgM 和 IgG 抗体滴度，恢复期血清 IgG 抗体滴度较急性期有 4 倍或以上升高时有回顾性诊断意义，对早期诊断帮助不大。

3. 病原学检查

（1）病毒分离：从呼吸道标本中培养分离出流感病毒是流感诊断的金标准。在疾病的第 2~3 天，可从鼻咽部、气管分泌物中直接分离流感病毒。上呼吸道标本应在发病 3 天内留取，下呼吸道标本可随时留取。

（2）核酸检测：该检测方法快速且敏感性和特异性很高，且能区分病毒类型和亚型。

（3）病毒抗原检测：病毒抗原检测可采用胶体金法和免疫荧光法。抗原检测速度快，但敏感性低于核酸检测。病毒抗原检测阳性支持诊断，但阴性不能排除流感。

4. 影像学检查

并发肺炎者影像学表现为肺内斑片状、磨玻璃影、多叶段渗出性病灶；进展迅速者可发展为双肺弥漫性渗出性病变或实变，个别病例可见胸腔积液。

六、诊断

在流感流行季节，即使临床表现不典型，特别是有重症流感高危因素或住院患者，仍需考虑流感可能，应行病原学检测。在流感散发季节，对疑似病毒性肺炎的住院患者，除检测常见呼吸道病原体外，还需行流感病毒检测。

1. 临床诊断病例

有流行病学史（发病前 7 天内在无有效个人防护的情况下与疑似或确诊流感患者有密切接触，或属于流感样病例聚集发病者之一，或有明确传染他人的证据）和上述流感临床表现，且排除其他引起流感样症状的疾病。

2. 确定诊断病例

有上述流感临床表现，具有以下一种或以上病原学检测结果阳性。

（1）流感病毒核酸检测阳性。

（2）流感抗原检测阳性。

（3）流感病毒培养分离阳性。

（4）急性期和恢复期双份血清的流感病毒特异性 IgG 抗体水平呈 4 倍或以上升高。

七、重症与危重病例

1. 重症病例的高危人群

下列人群感染流感病毒后较易发展为重症病例，应给予高度重视，尽早进行流感病毒核酸检测及其他必要检查，给予抗病毒药物治疗。

（1）年龄＜5岁的儿童（年龄＜2岁更易发生严重并发症）；

（2）年龄≥65岁的老年人；

（3）伴有以下疾病或状况者：慢性呼吸系统疾病、心血管系统疾病（高血压除外）、肾病、肝病、血液系统疾病、神经系统及神经肌肉疾病、代谢及内分泌系统疾病、恶性肿瘤、免疫功能抑制等；

（4）肥胖者［体重指数（BMI）大于30］；

（5）妊娠及围产期妇女。

2. 出现以下情况之一者为重症病例

（1）持续高热＞3天，伴有剧烈咳嗽，咳脓痰、血痰，或胸痛；

（2）呼吸频率快，呼吸困难，口唇发绀；

（3）神志改变：反应迟钝、嗜睡、躁动、惊厥等；

（4）严重呕吐、腹泻，出现脱水表现；

（5）合并肺炎；

（6）原有基础疾病明显加重；

（7）需住院治疗的其他临床情况。

3. 出现以下情况之一者为危重病例

（1）呼吸衰竭；

（2）急性坏死性脑病；

（3）脓毒性休克；

（4）多器官功能不全；

（5）出现其他需进行监护治疗的严重临床情况。

八、鉴别诊断

（1）普通感冒：流感的全身症状比普通感冒重；追溯流行病学史有助于鉴别；普通感冒的流感病原学检测阴性，或可找到相应的病原学证据。

（2）其他上呼吸道感染：包括急性咽炎、扁桃体炎、鼻炎和鼻窦炎，感染与症状主要限于相应部位。流感病原学检查为阴性。

九、治疗

（一）基本原则

（1）对临床诊断病例和确诊病例应尽早隔离治疗。

（2）住院治疗标准（满足下列标准任意 1 条）

① 基础疾病明显加重，如慢性阻塞性肺疾病、糖尿病、慢性心功能不全、慢性肾功能不全、肝硬化等。

② 符合重症或危重流感诊断标准。

（3）非住院患者居家隔离，保持房间通风，佩戴口罩。充分休息，多饮水，饮食应当易于消化和富有营养。密切观察病情变化，尤其是儿童和老年患者。

（4）流感病毒感染高危人群容易引发重症流感，尽早抗病毒治疗可减轻症状，减少并发症，缩短病程，降低病死率。

（5）避免盲目或不恰当地使用抗菌药物。仅在有细菌感染指征时使用抗菌药物。

（6）合理选用退热药物，儿童忌用阿司匹林或含阿司匹林的药物以及其他水杨酸制剂。

（二）对症治疗

高热者可进行物理降温或应用解热药物（详见急性上呼吸道感染对症治疗）。咳嗽、咳痰严重者给予止咳祛痰药物。根据缺氧程度采用适当的方式进行氧疗。

（三）抗病毒治疗

1. 抗流感病毒治疗时机

重症或有重症流感高危因素的患者，应尽早给予经验性抗流感病毒治疗，不必等待病毒检测结果。发病48h内进行抗病毒治疗可减少并发症、降低病死率、缩短住院时间；发病时间超过48h的重症患者依然可从抗病毒治疗中获益。非重症且无重症流感高危因素的患者，在发病48h内，充分评价风险和收益后，再考虑是否给予抗病毒治疗。

2. 抗流感病毒药物

（1）奥司他韦（胶囊/颗粒）

① 成人剂量：每次75mg，每天2次。

② 1岁以下儿童推荐剂量：0～8月龄，每次3.0mg/kg，每天2次；9～11月龄，每次3.5mg/kg，每天2次。

③ 1岁及以上儿童推荐剂量：体重不足15kg者，每次30mg，每天2次；体重15～23kg者，每次45mg，每天2次；体重23～40kg者，每次60mg，每天2次；体重大于40kg者，每次75mg，每天2次。疗程5天，重症患者疗程可适当延长。肾功能不全者要根据肾功能调整剂量。

（2）玛巴洛沙韦：可用于5周岁及以上普通甲型和乙型流感患者。体重20～80kg单次口服40mg，体重≥80kg单次口服80mg。

（3）扎那米韦（吸入喷雾剂）：适用于成人及7岁以上青

少年。每次 10mg，每天 2 次（间隔 12h），疗程 5 天。慢性呼吸系统疾病患者用药后发生支气管痉挛的风险较高，应慎用。

（4）帕拉米韦：成人用量为 300～600mg，小于 30 天新生儿 6mg/kg，31～90 天婴儿 8mg/kg，91 天～17 岁儿童 10mg/kg，静脉滴注，每天 1 次，1～5 天，重症患者疗程可适当延长。

（5）阿比多尔：可用于成人甲型、乙型流感的治疗。用量为每次 200mg，每天 3 次，疗程 5 天。

十、预防

隔离患者，可在病后 1 周或退热后 2 天解除隔离，疑似患者进行适当隔离与治疗，减少大型集会等集体活动。

流行期间在公共场所及室内应加强通风与环境消毒，可选用漂白粉或其他消毒液喷洒消毒。

接近患者时应当戴口罩，避免密切接触，注意个人卫生。对易感人群进行疫苗接种。

第三节　新型冠状病毒感染

一、病原学

新型冠状病毒（以下简称新冠病毒，SARS-CoV-2）有包膜，颗粒呈圆形或椭圆形，直径 60～140nm，病毒颗粒中包含 4 种结构蛋白：刺突蛋白（spike，S）、包膜蛋白（envelope，E）、膜蛋白（membrane，M）、核壳蛋白（nucleocapsid，N）。

新冠病毒对紫外线、有机溶剂（乙醚、75% 乙醇、过氧乙酸和氯仿等）以及含氯消毒剂敏感，75% 乙醇以及含氯消毒剂较常用于临床及实验室新冠病毒的灭活，但氯己定不能有效灭活病毒。

二、流行病学

1. 传染源

传染源主要是新冠病毒感染者，其在潜伏期即有传染性，发病后 3 天内传染性最强。

2. 传播途径

（1）经呼吸道飞沫和密切接触传播是主要的传播途径。

（2）在相对封闭的环境中经气溶胶传播。

（3）接触被病毒污染的物品后也可造成感染。

3. 易感人群

人群普遍易感。感染后或接种新冠病毒疫苗后可获得一定的免疫力。

三、临床表现

潜伏期多为 2～4 天。

主要表现为咽干、咽痛、咳嗽、发热等，发热多为中低热，部分病例亦可表现为高热，热程多不超过 3 天；部分患者可伴有肌肉酸痛、嗅觉味觉减退或丧失、鼻塞、流涕、腹泻、结膜炎等。少数患者病情继续发展，发热持续，并出现肺炎相关表现。重症患者多在发病 5～7 天后出现呼吸困难和（或）低氧血症。严重者可快速进展为急性呼吸窘迫综合征、脓毒症休克、难以纠正的代谢性酸中毒和出凝血功能障碍及多器官功能衰竭等。极少数患者还可有中枢神经系统受累等表现。

大多数患者预后良好，病情危重者多见于老年人、有慢性基础疾病者、晚期妊娠和围产期女性、肥胖人群等。

四、实验室及其他检查

1. 一般检查

发病早期外周血白细胞总数正常或减少，可见淋巴细胞计数减少，部分患者可出现肝酶、乳酸脱氢酶、肌酶、肌红蛋白、肌钙蛋白和铁蛋白增高。部分患者 C 反应蛋白（CRP）和血沉升高，降钙素原（PCT）正常。重型、危重型病例可见 D-二聚体升高、外周血淋巴细胞进行性减少、炎症因子升高。

2. 病原学及血清学检查

（1）核酸检测：可采用核酸扩增检测方法检测呼吸道标本（鼻咽拭子、咽拭子、痰、气管抽取物）或其他标本中的新冠病毒核酸。荧光定量 PCR 是目前最常用的新冠病毒核酸检测方法。

（2）抗原检测：采用胶体金法和免疫荧光法检测呼吸道标本中的病毒抗原，检测速度快，其敏感性与感染者病毒载量呈正相关，病毒抗原检测阳性支持诊断，但阴性不能排除。

（3）病毒培养分离：从呼吸道标本、粪便标本中可分离、培养获得新冠病毒。

（4）血清学检测：新冠病毒特异性 IgM 抗体、IgG 抗体阳性，发病 1 周内阳性率均较低。恢复期 IgG 抗体水平为急性期的 4 倍或以上升高有回顾性诊断意义。

3. 胸部影像学检查

合并肺炎者早期呈现多发小斑片影及间质改变，以肺外带明显，进而发展为双肺多发磨玻璃影、浸润影，严重者可出现肺实变，胸腔积液少见。

五、诊断

1. 诊断原则

根据流行病学史、临床表现、实验室检查等综合分析，作出诊断。新冠病毒核酸检测阳性为确诊的首要标准。

2. 诊断标准

（1）具有新冠病毒感染的相关临床表现。

（2）具有以下一种或以上病原学、血清学检查结果

① 新冠病毒核酸检测阳性。

② 新冠病毒抗原检测阳性。

③ 新冠病毒分离、培养阳性。

④ 恢复期新冠病毒特异性 IgG 抗体水平为急性期 4 倍或以上升高。

六、临床分型

1. 轻型

以上呼吸道感染为主要表现，如咽干、咽痛、咳嗽、发热等。

2. 中型

持续高热＞3 天或（和）咳嗽、气促等，但呼吸频率（RR）＜30 次 / 分、静息状态下吸空气时指氧饱和度＞93%。影像学检查可见特征性新冠病毒感染肺炎表现。

3. 重型

成人符合下列任何一条且不能以新冠病毒感染以外的其他原因解释。

（1）出现气促，呼吸频率（RR）≥30 次 / 分。

（2）静息状态下，吸空气时指氧饱和度≤93%。

（3）动脉血氧分压（PaO$_2$）/吸入氧浓度（FiO$_2$）≤300mmHg（1mmHg=0.133kPa），高海拔（海拔超过 1000 米）地区应根据以下公式对 PaO$_2$/FiO$_2$ 进行校正：PaO$_2$/FiO$_2$×［760/大气压（mmHg）］。

（4）临床症状进行性加重，肺部影像学检查显示 24～48h 内病灶明显进展＞50%。儿童符合下列任何一条：

① 超高热或持续高热超过 3 天。

② 出现气促（＜2 月龄，RR≥60 次/分；2～12 月龄，RR≥50 次/分；1～5 岁，RR≥40 次/分；＞5 岁，RR≥30 次/分），除外发热和哭闹的影响。

③ 静息状态下，吸空气时指氧饱和度≤93%。

④ 出现鼻翼扇动、三凹征、喘鸣或喘息。

⑤ 出现意识障碍或惊厥。

⑥ 拒食或喂养困难，有脱水征。

4. 危重型

符合以下情况之一者：

（1）出现呼吸衰竭，且需要机械通气。

（2）出现休克。

（3）合并其他器官功能衰竭需 ICU 监护治疗。

七、重型 / 危重型高危人群

（1）大于 65 岁，尤其是未全程接种新冠病毒疫苗者。

（2）有心脑血管疾病（含高血压）、慢性肺部疾病、糖尿病、慢性肝脏疾病、肾脏疾病、肿瘤等基础疾病以及维持性透析患者。

（3）免疫功能缺陷（如艾滋病患者、长期使用皮质类固醇或其他免疫抑制药物导致免疫功能减退状态）。

（4）肥胖（体重指数≥30）。

（5）晚期妊娠和围产期女性。

（6）重度吸烟者。

八、重型/危重型早期预警指标

（一）成人

有以下指标变化应警惕病情恶化：

（1）低氧血症或呼吸窘迫进行性加重。

（2）组织氧合指标（如指氧饱和度、氧合指数）恶化或乳酸进行性升高。

（3）外周血淋巴细胞计数进行性降低或炎症因子如白细胞介素6（IL-6）、CRP、铁蛋白等进行性上升。

（4）D-二聚体等凝血功能相关指标明显升高。

（5）胸部影像学检查显示肺部病变明显进展。

（二）儿童

（1）呼吸频率增快。

（2）精神反应差、嗜睡、惊厥。

（3）外周血淋巴细胞计数降低和（或）血小板减少。

（4）低（高）血糖和（或）乳酸升高。

（5）PCT、CRP、铁蛋白等炎症因子明显升高。

（6）AST、ALT、CK明显增高。

（7）D-二聚体等凝血功能相关指标明显升高。

（8）头颅影像学检查有脑水肿等改变或胸部影像学检查显

示肺部病变明显进展。

（9）有基础疾病。

九、鉴别诊断

（1）新冠病毒感染需与其他病毒引起的上呼吸道感染相鉴别。

（2）新冠病毒感染主要与流感病毒、腺病毒、呼吸道合胞病毒等其他已知病毒性肺炎及肺炎支原体感染相鉴别。

（3）要与非感染性疾病，如血管炎、皮肌炎和机化性肺炎等鉴别。

（4）儿童病例出现皮疹、黏膜损害时，需与川崎病鉴别。

十、治疗

（一）一般治疗

（1）按呼吸道传染病要求隔离治疗。保证充分的能量和营养摄入，注意水、电解质平衡，维持内环境稳定。高热者可进行物理降温、应用解热药物。咳嗽、咳痰严重者给予止咳祛痰药物。

（2）对重症高危人群应进行生命体征监测，特别是静息和活动后的指氧饱和度等。同时对基础疾病相关指标进行监测。

（3）根据病情进行必要的检查，如血常规、尿常规、CRP、生化指标（肝酶、心肌酶、肾功能等）、凝血功能、动脉血气分析、胸部影像学检查等。

（4）根据病情给予规范有效的氧疗措施，包括鼻导管、面罩给氧和经鼻高流量氧疗。

（5）抗菌药物治疗。避免盲目或不恰当使用抗菌药物，尤其是联合使用广谱抗菌药物。

（6）有基础疾病者给予相应治疗。

（二）抗病毒治疗

1. 奈玛特韦片 / 利托那韦片组合包装

适用人群为发病 5 天以内的轻、中型且伴有进展为重症高风险因素的成年患者。

用法：奈玛特韦 300mg 与利托那韦 100mg 同时服用，每 12h1 次，连续服用 5 天。使用前应详细阅读说明书，不得与哌替啶、雷诺嗪等高度依赖 CYP3A 进行清除且其血浆浓度升高会导致严重和（或）危及生命的不良反应的药物联用。

只有在母亲的潜在获益大于对胎儿的潜在风险时，才能在妊娠期间使用。不建议在哺乳期使用。中度肾功能不全者应将奈玛特韦减半服用，重度肝、肾功能损伤者不应使用。

2. 阿兹夫定片

用于治疗中型新冠病毒感染的成年患者。

用法：空腹整片吞服，每次 5mg，每天 1 次，疗程至多 14 天。使用前应详细阅读说明书，注意与其他药物的相互作用、不良反应等问题。

不建议在妊娠期和哺乳期使用，中重度肝、肾功能损伤患者慎用。

3. 莫诺拉韦胶囊

适用人群为发病 5 天以内的轻、中型且伴有进展为重症高风险因素的成年患者。

用法：800mg，每 12h 口服 1 次，连续服用 5 天。

不建议在妊娠期和哺乳期使用。

4. 单克隆抗体

安巴韦单抗 / 罗米司韦单抗注射液。联合用于治疗轻、中型且伴有进展为重症高风险因素的成人和青少年（12～17岁，体重≥40kg）患者。

用法：二药的剂量分别为 1000mg。在给药前两种药品分别以 100mL 生理盐水稀释后，经静脉序贯输注给药，以不高于 4mL/ 分的速度静脉滴注，中间使用生理盐水 100mL 冲管。在输注期间对患者进行临床监测，并在输注完成后对患者进行至少 1h 的观察。

5. 静注 COVID-19 人免疫球蛋白

可在病程早期用于有重症高风险因素、病毒载量较高、病情进展较快的患者。使用剂量为轻型 100mg/kg，中型 200mg/kg，重型 400mg/kg，静脉输注，根据患者病情改善情况，次日可再次输注，总次数不超过 5 次。

6. 康复者恢复期血浆

可在病程早期用于有重症高风险因素、病毒载量较高、病情进展较快的患者。输注剂量为 200～500mL（4～5mL/kg），可根据患者个体情况及病毒载量等决定是否再次输注。

（三）免疫治疗

1. 糖皮质激素

对于氧合指标进行性恶化、影像学进展迅速、机体炎症反应过度激活状态的重型和危重型病例，酌情短期内（不超过 10日）使用糖皮质激素。建议地塞米松 5mg/d 或甲泼尼龙 40mg/d。避免长时间、大剂量使用糖皮质激素，以减少副作用。

2. 白细胞介素 6（IL-6）抑制剂托珠单抗

重型、危重型且实验室检测 IL-6 水平明显升高者可试用。

用法：首次剂量4～8mg/kg，推荐剂量400mg，生理盐水稀释至100mL，输注时间大于1h；首次用药疗效不佳者，可在首剂应用12h后追加应用1次（剂量同前），累计给药次数最多为2次，单次最大剂量不超过800mg。

注意过敏反应，有结核等活动性感染者禁用。

（四）重型、危重型支持治疗

在上述治疗的基础上，积极防治并发症，治疗基础疾病，预防继发感染，及时进行器官功能支持。

十一、预防

（1）新冠病毒疫苗接种：接种新冠病毒疫苗可以减少新冠病毒感染和发病，是降低重症和死亡发生率的有效手段，符合接种条件者均应接种。符合加强免疫条件的接种对象，应及时进行加强免疫接种。

（2）一般预防措施：保持良好的个人及环境卫生，均衡营养、适量运动、充足休息，避免过度疲劳。提高健康素养，养成"一米线"、勤洗手、戴口罩、公筷制等卫生习惯和生活方式，打喷嚏或咳嗽时应掩住口鼻。保持室内通风良好，做好个人防护。

第四节 肺炎链球菌肺炎

肺炎链球菌肺炎是由肺炎链球菌感染引起的急性肺组织炎症，为社区获得性细菌性肺炎中最常见的一种。约占社区获得性细菌性肺炎的半数，在医院获得性肺炎中仅占3%～10%。肺炎链球菌肺炎通常以上呼吸道急性感染起病，临床表现为高热、畏寒、咳嗽、血痰及胸痛，并有肺实变体征等。自从抗菌药物广泛应用以来，临床表现趋于不典型。

一、病原学

肺炎链球菌为革兰阳性双球菌，有荚膜，属链球菌科的链球菌属。肺炎链球菌在人体内能形成荚膜，系多糖多聚体，可保护细菌免受吞噬细胞吞噬。在普通染色标本中，菌体外围的荚膜区呈不着色的半透明环。根据荚膜多糖抗原特性，肺炎链球菌可分近 90 个血清型，大多数菌株不致病或致病力很弱，仅部分菌株有致病力，荚膜多糖抗原与肺炎链球菌的致病力有密切关系。成人致病菌多为 1～9 型，以第 3 型毒力最强，常致严重肺炎。

二、发病机制

1. 基本发病机制

肺炎链球菌为口咽部定植菌，主要靠荚膜对组织的侵袭作用引起组织的炎性反应，通常在机体免疫功能低下时致病。在全身及呼吸道防御功能受损时，如上呼吸道病毒感染、受凉、淋雨、劳累、糖尿病、醉酒或全身麻醉均可使机体对肺炎链球菌易感。肺炎链球菌经上呼吸道吸入肺泡并在局部繁殖。细菌不产生毒素，不引起原发性组织坏死或形成空洞，其致病力是含有高分子多糖体的荚膜对组织的侵袭作用。细菌能躲避机体吞噬细胞的吞噬，并主要在肺泡内富含蛋白质的渗液中繁殖。首先引起肺泡壁水肿，然后迅速出现白细胞和红细胞渗出，含菌的渗出液经肺泡孔（Cohn 孔）向邻近肺泡扩散，甚至蔓延至几个肺段或整个肺叶，导致大叶性肺炎。

2. 非典型表现发病机制

患有黏液清除、纤毛运动障碍的患者如慢性阻塞性肺病（COPD），或肺水肿及心力衰竭，特别容易感染本菌，老年及婴幼儿感染可沿支气管分布即发生支气管肺炎。

三、病理

病理改变分为充血水肿期、红色肝样变期、灰色肝样变期和消散期。整个过程包括肺组织充血水肿、肺泡内浆液性渗出和红、白细胞浸润，吞噬细菌，继而纤维蛋白渗出物溶解、吸收，肺泡重新充气。

初始阶段是充血，特点是大量浆液性渗出物，血管扩张及细菌迅速增殖，持续 1～2 天；下一阶段叫作"红色肝样变"，即实变的肺呈肝样外观，一般从第 3 天开始，肺泡腔内充满多形核细胞，血管充血及红细胞外渗，因此肉眼检查呈淡红色。接着是"灰色肝样变"期，第 4～6 天达到高峰，该期的纤维蛋白集聚与处于不同阶段的白细胞和红细胞有关，肺泡腔充满炎症渗出物。最后阶段是以渗出物吸收为特征的消散期，常在病程第 7～10 天出现。

实际上四个病理阶段很难绝对分开，往往相互重叠，而且在使用抗生素的情况下，这种典型的病理分期已很少见。病变消散后肺组织结构多无损伤，不留纤维瘢痕。

四、临床表现

（一）症状

本病于冬季和初春多发，这与呼吸道病毒感染流行有一定关系。以青壮年男性或老幼多见。本病随年龄增大发病率不断增高。

（1）诱因：常有受凉、淋雨、疲劳、醉酒、精神刺激、上呼吸道病毒感染史，半数左右的病例有上呼吸道感染的前驱症状。

（2）全身感染中毒症状：起病多急骤，有高热，体温在数h内可升到39～40℃，高峰在下午或傍晚，亦可呈稽留热型，与脉率相平行。常伴有畏寒，半数有寒战。可有全身肌肉酸痛，口角或鼻周出现单纯疱疹。

（3）呼吸系统症状：咳嗽，初起无痰或痰量不多，后逐渐变成带脓性、血丝或"铁锈"痰液。

（二）体征

（1）急性热病容：面颊绯红、鼻翼扇动、皮肤灼热、干燥、口角及鼻周有疱疹；病变广泛、低氧血症时，可出现气急、发绀。

（2）肺部体征：受累侧胸部呼吸运动减弱，呼吸音减低，可闻及少许湿性啰音。大片肺叶实变时才有典型的实变体征如叩诊呈浊音，语颤增强，管状呼吸音和湿性啰音。病变累及胸膜时可引起局部胸壁压痛，听诊可闻及胸膜摩擦音；并发大量胸腔积液时，气管可偏移，叩诊呈实音，呼吸音减弱或消失。

五、实验室检查

（1）血常规检查：血白细胞计数多数在（10～30）×10^9/L，中性粒细胞常超过80%，并有核左移或见胞质内毒性颗粒。

（2）病原学检查：合格痰标本涂片检查有大量中性粒细胞和革兰阳性成对或短链状球菌，尤其在细胞内者，具有诊断参考意义。痰培养分离出肺炎链球菌是诊断本病的主要依据。

（3）胸部影像学检查：早期仅见肺纹理增粗，或受累的肺段、肺叶稍模糊。随着病情进展，表现为大片炎症浸润阴影或实变影，在实变阴影中可见支气管充气征，肋膈角可有少量胸腔积液。在消散期，老年肺炎病灶消散较慢，容易吸收不完全而演变为机化性肺炎。

六、诊断

凡急性发热伴咳嗽、胸痛和呼吸困难都应怀疑为肺炎链球菌肺炎。根据病史、体征、胸部 X 线改变，痰涂片、痰培养或血培养，涂片革兰染色可见成对或短链状排列的阳性球菌、荚膜肿胀反应而缺乏其他优势菌群，并有大量的中性粒细胞，可做出初步诊断。痰培养分离出肺炎链球菌是诊断本病的主要依据，但如能在胸液、血液、肺组织或经气管吸出物中检出肺炎链球菌，则具有确诊价值。

七、鉴别诊断

1. 干酪性肺炎

急性结核性肺炎临床表现与肺炎链球菌肺炎相似，X 线亦有肺实变，但结核病常有低热、乏力，痰中容易找到结核菌。X 线显示病变多在肺尖或锁骨上、下，密度不均，久不消散，且可形成空洞和肺内播散。典型肺炎多发生于中下叶，阴影密度均匀。而肺炎链球菌肺炎经青霉素等治疗 3～5 天，体温多能恢复正常，肺内炎症也较快吸收。

2. 肺癌

少数周围型肺癌 X 线影像颇似肺部炎症。但一般不发热或仅有低热，周围血白细胞计数不高，痰中找到癌细胞可以确诊。中央型肺癌可伴阻塞性肺炎，经抗生素治疗后炎症消退，肿瘤阴影渐趋明显；或者伴发肺门淋巴结肿大、肺不张。对于有效抗生素治疗下炎症久不消散或者消散后又复出现者，尤其在年龄较大者，要注意分析，必要时做 CT、痰脱落细胞和纤支镜检查等，以确定诊断。

3. 急性肺脓肿

早期临床表现与肺炎链球菌肺炎相似。但随着病程的发展，出现大量特征性的脓臭痰。致病菌有金黄色葡萄球菌、克雷伯杆菌及其他革兰阴性杆菌和厌氧菌等。葡萄球菌肺炎病情往往较重，咳脓痰。X 线胸片表现为大片炎症，伴空洞及液平面。克雷伯杆菌肺炎常引起坏死性肺叶炎症，累及上叶多见，痰呈红棕色胶冻样。肺脓肿 X 线显示脓腔和液平面，较易鉴别。但须警惕肺脓肿与肺结核可同时存在。

4. 其他病菌引起的肺炎

葡萄球菌肺炎和革兰阴性杆菌肺炎，临床表现较严重。克雷伯杆菌肺炎等常见于体弱、心肺慢性疾病或免疫受损患者，多为院内继发感染；痰液、血或胸腔积液细菌阳性培养是诊断不可缺少的依据。病毒和支原体肺炎一般病情较轻，支原体肺炎和衣原体肺炎较少引起整个肺叶实变，可常年发作，无明显季节特征；白细胞常无明显增加，临床过程、痰液病原体分离和血液免疫学试验对诊断有重要意义。

八、治疗

（一）抗菌治疗

一经疑似诊断应立即开始抗生素治疗，不必等待细菌培养结果。青霉素为治疗肺炎链球菌肺炎的首选药物。

轻症患者，可用 240 万 U/d，分 3 次肌内注射，或用普鲁卡因青霉素每 12h 肌内注射 60 万 U。病情稍重者，宜用青霉素 240 万～480 万 U/d，分次静脉滴注，每 6～8h1 次；重症及并发脑膜炎者，可增至 1000 万～3000 万 U/d，分 4 次静脉滴注。

对青霉素过敏者，或感染耐青霉素菌株者，可用氟喹诺酮类（如左氧氟沙星、莫西沙星、加替沙星）、头孢噻肟或头孢曲松等药物，感染多耐药菌株者可用万古霉素、替考拉宁或利奈唑胺。

抗菌药物疗程一般为 5～7 天，或在退热后 3 天停药。对衰弱患者疗程应适当延长。

（二）并发症的处理

1. 肺外感染

经适当抗生素治疗以后，高热一般在 24h 内消退，或在数天内呈分离性下降，如体温再升或 3 天后仍不退者，应考虑肺炎链球菌的肺外感染，如脓胸、心包炎或关节炎等。持续发热的其他原因还有混合细菌感染、药物热或存在其他并存的疾病。肺炎治疗不当，可有 5% 并发脓胸，对于脓胸患者应予置管引流冲洗，慢性包裹性脓胸应考虑外科肋间切开引流。

2. 脑膜炎

如疑有脑膜炎时，给予头孢噻肟 2g 静脉注射，1 次 /4～6h；或头孢曲松 1～2g 静脉注射，1 次 /12h。同时给予万古霉素 1g 静脉注射，1 次 /12h，可加用利福平 600mg/ 天口服，直至取得药敏结果。除静脉滴注有效抗生素外，应行腰穿明确诊断，并积极脱水，吸氧并给予脑保护治疗。

九、预后

本病自然病程为 1～2 周。发病第 5～10 天时，发热可以自行骤降或逐渐减退。使用有效的抗菌药物可使体温在 2～3 天内恢复正常，患者顿觉症状消失，逐渐恢复健康。接受治疗较早的轻型患者，一般在 24～48h 内体温下降，但病情严重的患者，特别是具有预后不良因素的患者，往往需 4 天或 4 天以上才能退热。

十、预防

避免淋雨受寒、疲劳、醉酒等诱发因素。对于易感人群可接种肺炎链球菌多糖疫苗。一般认为健康人接种肺炎链球菌疫苗后 2～3 周，血清内出现抗体，4～8 周抗体效价持续增高，可降低肺炎链球菌肺炎的发病率，有效率超过 50%，保护的期限至少 1 年以上。对于高危人群，5～10 年后需重复接种。

第五节　葡萄球菌肺炎

葡萄球菌肺炎是由葡萄球菌引起的急性化脓性炎症。金黄色葡萄球菌是医院获得性肺炎的主要病原菌之一，许多研究估计占所有医院获得性肺炎的 15%～35%。

一、病原学

葡萄球菌为革兰阳性球菌，可分为凝固酶阳性的葡萄球菌（主要为金黄色葡萄球菌）及凝固酶阴性的葡萄球菌（如表皮葡萄球菌和腐生葡萄球菌）。葡萄球菌的致病物质主要是毒素与酶，如溶血毒素、杀白细胞素、肠毒素等，具有溶血、坏死、杀白细胞及引起血管痉挛等作用。凝固酶阳性的葡萄球菌致病力较强，随着医院感染的增多，由凝固酶阴性葡萄球菌引起的肺炎也不断增多。

金黄色葡萄球菌是毒力最强的葡萄球菌，广泛存在于自然界及人体，对外界有较强的适应能力，在干燥环境里可存活几个月，常定植在健康人鼻前庭，带菌率可达 15%～50%，细菌胞壁上的部分胞壁酸有助于细菌在鼻前庭的细胞附着。金黄色葡萄球菌很容易通过直接接触和空气传播。

二、病理生理

经呼吸道吸入途径所致肺炎呈大叶性或广泛的、融合性的支气管肺炎。支气管及肺泡破裂可使气体进入肺间质，并与支气管相通。当坏死组织或脓液阻塞细支气管，形成单向活瓣，产生张力性肺气囊肿。浅表的肺气囊若张力过高，可破裂形成气胸或脓气胸，并可形成支气管胸膜瘘。

血源性金黄色葡萄球菌肺炎多发生于葡萄球菌菌血症患者。细菌栓子引起肺部多发的化脓性炎症病灶，进而发展成多发性肺脓肿，可侵及胸腔、心包，也可伴其他葡萄球菌引起的炎症，如脑膜炎、关节炎等。

三、临床表现

（1）急骤发病，全身中毒症状严重，寒战、高热、咳嗽、脓痰、脓血痰、呼吸困难、发绀等。

（2）病情发展迅速，神志改变、谵妄、昏迷甚至休克，多见于由肺外感染至血行播散者。

（3）院内感染出现在手术后监护病房及长期住院者，起病隐匿。呼吸道症状较轻，低热、咳嗽少量脓痰。病情变化快。

（4）血源性葡萄球菌肺炎继发于肺外感染的血行播散，全身中毒症状重，可找到原发病灶和其他部位感染的症状和体征。累及胸膜则发生脓胸。

（5）体征：早期局部呼吸音减弱，可闻及干湿啰音。并发脓胸则有叩诊浊音，呼吸音减弱或消失。有气胸则叩诊呈鼓音，呼吸音减弱或消失。

（6）老年患者及有慢性基础疾病患者及某些不典型病例，呈亚急性经过，起病较缓慢，症状较轻，低热，咳少量脓性痰，有时甚至无临床症状，仅在摄胸片时发现肺部点状或边缘模糊的片状阴影。有时虽无呼吸系统症状及高热，但患者已发生中毒性休克，出现少尿、血压下降。

四、辅助检查

1. 实验室检查

外周血白细胞在 $20 \times 10^9/L$ 左右，有些病例可高达 $50 \times 10^9/L$，中性粒细胞明显升高，有中毒颗粒、核左移现象。重症病例由于细菌分泌杀白细胞素导致白细胞计数减少。痰涂片革兰染色可见大量成堆葡萄球菌与脓细胞、白细胞，发现球菌有诊断价值。痰、血及胸液培养有葡萄球菌生长。血清胞壁酸抗体测定对早期诊断有帮助，血清抗体≥1：4 为阳性，特异性较高。

2.X 线表现

肺浸润、肺脓肿、肺气囊肿和脓胸、脓气胸为金黄色葡萄球菌肺炎的四大 X 线征象，在不同类型和不同病期以不同的组合表现。

多发性小脓肿、肺气囊肿和脓胸、脓气胸为婴幼儿金黄色葡萄球菌肺炎的特征，且早期临床表现常与胸部 X 线表现不一致，即临床症状很重，而胸片表现不明显。但病变发展快，可于数小时内发展成为多发性肺脓肿、肺气囊肿、脓胸，并可产生张力性气胸、纵隔气肿。

原发性感染者早期胸部X线表现为大片絮状、密度不均的阴影。可呈节段或大叶分布，亦有呈小叶样浸润，病变短期内变化大，可出现空洞或蜂窝状透亮区，或在阴影周围出现大小不等的气肿性大泡。

栓塞性葡萄球菌肺炎的特征是在不相邻的部位有多发性浸润，浸润易形成空洞，这些现象表示感染源来源于血管内（如右侧心内膜炎或脓毒性血栓性静脉炎）。

血源性葡萄球菌肺炎早期在两肺的周边部出现大小不等的斑片状或团块状阴影，边缘清楚，有时类似转移瘤，但随病情发展，病灶周边出现肺气囊肿，并迅速发展成肺脓肿。

五、诊断

根据典型临床表现、X线征象、呼吸道分泌物涂片及培养，加上患者有金黄色葡萄球菌肺炎的易感因素，可做出诊断。但本病早期临床表现与X线改变不符合，病原学检查虽是确诊的依据，但需要一定的时间，也存在着敏感性和特异性的问题，早期诊断常有困难。X线检查随访追踪肺部病的变动态变化对诊断有帮助。

六、鉴别诊断

1. 其他细菌性肺炎

如由流感嗜血杆菌、肺炎克雷伯菌、肺炎链球菌引起的肺炎。根据病史、症状、体征、胸部X线等检查可做出初步判断，但最终鉴别需病原学检查。

2. 肺结核

发生于上叶的金黄色葡萄球菌肺炎易与肺结核混淆，尤其是干酪性肺炎，二者无论是症状、体征还是影像学检查均相似。此外，发生于下叶的不典型肺结核也易误诊为金黄色葡萄球菌肺炎。应通过仔细询问病史、相关实验室检查以及对治疗的反应进行鉴别。

3. 真菌性肺炎

医院内获得性真菌性肺炎与金黄色葡萄球菌肺炎患者有相似的易感因素，症状、体征及影像学改变区别不大，临床上鉴别有困难。确诊依赖于病原学诊断。

4. 非感染性疾病

发生于肺的其他非感染性疾病如肺肿瘤、肺栓塞、肺血管炎等疾病也可出现发热、外周血白细胞升高、胸部 X 线见肺浸润影，需通过病史及相关辅助检查进行鉴别。

七、抗菌药物治疗

强调早期清除和引流原发病灶，应根据痰培养及药物敏感试验结果选用抗生素。

1. 甲氧西林敏感的金黄色葡萄球菌（MSSA）治疗

可选用耐青霉素酶的半合成青霉素或头孢菌素，如苯唑西林、氯唑西林、头孢唑林、头孢呋辛，联合使用阿米卡星等氨基糖苷类抗生素。阿莫西林、氨苄西林与酶抑制剂组成的复方制剂对产酶金黄色葡萄球菌有效。

2. 耐甲氧西林金黄色葡萄球菌（MRSA）的治疗

（1）糖肽类药物：可选用万古霉素，成人剂量为 1.0 克 / 次，1 次 /12h，缓慢静脉滴注。也可选去甲万古霉素，成人 0.8~1.6 克 / 天，分 2~3 次缓慢静脉滴注。或替考拉宁前 3 次剂量为 0.4 克 / 次，每 12h 静脉给药 1 次，以后改为 0.4 克 / 天。

在常用剂量下替考拉宁的肾毒性低于万古霉素，其半衰期为40～70h，每天一次给药方案为门诊治疗提供了方便。

（2）噁唑烷酮类：利奈唑胺，成人 0.6 克 / 次，1 次 /12h，静脉用药或口服。最常见的不良反应为腹泻、头痛、恶心。

八、预后

葡萄球菌肺炎的预后通常与感染菌株的致病力、患者的基础状态、肺部病变范围、诊断和治疗是否及时和正确，以及有无并发症如菌血症、心内膜炎、脑膜炎等均有密切关系。其病死率为 10%～30%，年龄大于 70 岁的患者病死率为 75%。痊愈患者中少数可遗留支气管扩张等。

第六节　肺炎支原体肺炎

肺炎支原体肺炎（MPP）是由肺炎支原体（MP）引起的呼吸道和肺部的急性炎症。秋冬季节发病较多，但季节性差异并不显著。临床主要表现为发热、咽痛、咳嗽及肺部浸润，肺部 X 线征象可较明显，体征相对较少。

一、流行病学

传染源是支原体肺炎患者和支原体携带者，主要通过呼吸道飞沫传播，引起散发的呼吸道感染或者小流行。支原体肺炎患者以儿童及青年人居多，40 岁以下的人群是支原体肺炎的高发人群。支原体肺炎冬季高发，症状持续 1～3 周。儿童支原体肺炎有一定的流行规律，一般每 3～4 年流行一次。

二、发病机制

发病机制尚未完全阐明，目前认为主要机制有两种：MP 直接损伤和宿主异常的免疫应答反应。MP 侵入呼吸道，利用粘附细胞器附着于细胞表面，通过释放氧自由基、社区获得性呼吸窘迫综合征毒素等机制造成呼吸道上皮的直接损伤；宿主对 MP 感染的异常免疫应答可通过自身免疫反应、过敏反应、免疫复合物形成等多种途径导致肺和肺外组织的免疫损伤。宿主的异常免疫应答在 SMPP、FMPP 以及肺外并发症的发生中起了重要作用，也造成了 MPP 临床和影像学的多样性。

三、病理

首次感染肺炎支原体后，病原体可在呼吸道黏膜内常驻，时间可长达数月（免疫低下患者甚至可达数年），从而成为正常携带者。另外，肺炎支原体可进入黏膜下和血流，并播散至其他器官。

肺炎支原体吸入呼吸道后，在支气管周围可有淋巴细胞和浆细胞浸润及中性粒细胞和巨噬细胞聚集，向支气管和肺蔓延，呈间质性肺炎或斑片融合性支气管肺炎。

四、临床表现

1. 症状

大多数感染者仅累及上呼吸道。潜伏期为 2～3 周，起病缓慢。潜伏期过后，表现为畏寒、发热，体温多在 38～39℃，伴有乏力、咽痛、头痛、咳嗽、食欲缺乏、腹泻、肌肉酸痛、全身不适、耳痛等症状。发热可持续 2～3 周，体温恢复正常后可能仍有咳嗽。

咳嗽是肺炎支原体感染的特点，咳嗽初期为干咳，后转为顽固性剧烈咳嗽，无痰或伴有少量黏痰，特别是夜间咳嗽较为明显，偶可有痰中带血。

病情一般较轻，有时加重，但很少死亡。发热 3 天至 2 周，咳嗽可持续 6 周左右。可有血管内溶血，溶血往往见于退热时，或发生于受凉时。

2. 体征

体检示轻度鼻塞、流涕，咽中度充血、水肿。鼓膜常有充血、水肿，约 15% 有鼓膜炎。颈淋巴结可肿大。少数病例有斑丘疹、红斑或唇疱疹。胸部一般无明显异常体征，约半数可闻及啰音。

五、辅助检查

1.X 线胸片

显示双肺纹理增多，肺实质可有多形态的浸润影，以下叶多见，也可呈斑点状、斑片状或均匀模糊阴影。

2. 血常规

血白细胞总数正常或略增高，以中性粒细胞为主。

3. 病原学检查

可采集患者咽部分泌物、痰、支气管肺泡灌洗液等进行培养和分离支原体。

4. 血清学检查

血清支原体 IgM 抗体 ≥ 1 ∶ 64，或恢复期抗体滴度有 4 倍增高，可进一步确诊。

5. 冷凝集试验

起病 2 周后，约 2/3 的患者冷凝集试验阳性，滴度 ≥ 1 ∶ 32，如果滴度逐步升高，更有诊断价值。

六、诊断

需综合临床症状、X 线影像表现及血清学检查结果作出诊断。培养分离出肺炎支原体虽对诊断有决定性意义，但其检出率较低，技术条件要求高，所需时间长。血清学试验有一定参考价值，尤其血清抗体有 4 倍及以上增高者，但多为回顾性诊断。

七、鉴别诊断

1. 气管 - 支气管炎

大多数感染肺炎支原体的患者症状很轻，起始时主要表现为上呼吸道症状，肺部也没有体征，白细胞通常正常，此种情况下容易误诊为急性气管和支气管炎，但通过胸部影像学检查一般不难鉴别。对于不易诊断的可做胸部 CT 确诊。

2. 肺嗜酸粒细胞浸润症

多数支原体肺炎的感染特征不是很明显，影像学特征又不具特异性，很容易与肺嗜酸粒细胞浸润症、过敏性肺炎等混淆，但非感染性肺疾病一般在病理学上有其相应特征，及时进行检查有助于鉴别。

3. 细菌性肺炎

临床表现较肺炎支原体肺炎重，X 线的肺部浸润阴影也更明显，且白细胞计数明显高于参考值上限。

4. 流感病毒性肺炎或流感后并发细菌性肺炎

发生于流感流行季节，起病较急，肌肉酸痛明显，可能伴胃肠道症状。

5. 腺病毒肺炎

多见于军营，常伴腹泻。

6. 军团菌肺炎和衣原体肺炎

临床不易鉴别，明确诊断必须借助于病原的分离培养鉴定和血清学检查。

八、治疗

1. 抗生素治疗

（1）大环内酯类抗生素：是治疗肺炎支原体感染的首选药物，如红霉素、罗红霉素、阿奇霉素。

① 红霉素：250mg/次，每6h1次；或500mg/次，每12h一次。疗程至少10天。

② 罗红霉素：成人一次150mg，一日2次；也可一次300mg，一日1次。一般疗程为5～12日。

③ 阿奇霉素：第1日，0.5g顿服，第2～5日，一日0.25g顿服；或一日0.5g顿服，连服3日。

（2）喹诺酮类：如左氧氟沙星、莫西沙星等也用于肺炎支原体肺炎的治疗。

① 左氧氟沙星：一次0.5g，一日1次。疗程7～14日。

② 莫西沙星：一次0.4g，一日1次。疗程7～14日。

（3）新型四环素类抗菌药物：主要包括多西环素和米诺环素，是治疗对大环内酯类抗生素耐药或无反应的肺炎支原体肺炎的替代药物。

① 多西环素：第1日，一次100mg，每12h1次；以后一次100～200mg，一日1次。

② 米诺环素：首次剂量为0.2g，以后每12h服用该品0.1g，或每6h服用50mg。

孕妇、哺乳期妇女禁用四环素类药物以及喹诺酮类药物，可以选用大环内酯类药物，建议用红霉素或阿奇霉素。年龄<8 岁者禁用多西环素，年龄<18 岁者禁用喹诺酮类药物。

2. 对症治疗

对剧烈呛咳者应适当给予镇咳药。

九、预防

预防支原体肺炎，一定要多到户外活动，以增强体质；外出回来及用餐前一定要用洗手液或肥皂洗手；咳嗽或打喷嚏时用手绢或纸掩住口鼻，尽量减少飞沫向周围喷射，以免传染给他人。

第七节　衣原体肺炎

衣原体肺炎是由衣原体感染引起的肺部炎症，衣原体有沙眼衣原体（CT）、肺炎衣原体（CP）、鹦鹉热衣原体和家畜衣原体。与人类关系密切的为 CT 和 CP，偶见鹦鹉热衣原体引起的肺炎。

一、临床表现

轻症患者可无明显症状。青少年常有声音嘶哑、干咳，有时发热，可有咽炎、喉炎、鼻窦炎、中耳炎和支气管炎等症状，且可持续数周之久，发生的肺炎通常为轻型，与肺炎支原体感染的临床表现极为相似，并可能伴随肺外表现如红斑结节、甲状腺炎、脑炎和吉兰 - 巴雷综合征。成年人肺炎多较严重，特别是老年人往往必须住院和呼吸支持治疗。

二、辅助检查

（1）肺部 X 线显示肺亚段少量片状浸润灶，广泛实变仅见于病情严重者。X 线也可显示双侧间质性或小片状浸润，双肺过度充气。

（2）血常规检查示大部分患者血白细胞在正常范围。

三、诊断和鉴别诊断

1. 沙眼衣原体肺炎

本病多由受感染的母亲传染，可眼部感染经鼻泪管传入呼吸道。症状多在出生后 2～12 周出现，起病缓慢，可先有上呼吸道感染表现，多不发热或偶有低热，然后出现咳嗽和气促，吸气时常有细湿啰音或捻发音，少有呼气性喘鸣。胸片显示双侧广泛间质和肺泡浸润，过度充气征比较常见，偶见大叶实变。周围血白细胞计数一般正常，嗜酸性粒细胞增多。也可用直接荧光抗体试验（DFA）、酶免疫试验（EIA）检测鼻咽标本沙眼衣原体抗原。血清学检查特异性抗体诊断标准为双份血清抗体滴度 4 倍以上升高，或 IgM＞1：32，IgG＞1：512。也可应用 PCR 技术直接检测衣原体 DNA。

2. 鹦鹉热衣原体肺炎

潜伏期 6～14 天，发病呈感冒样症状，常有 38～40.5℃的发热，咳嗽初期为干咳，以后有痰，呼吸困难或轻或重。有相对缓脉、肌痛、胸痛、食欲不振，偶有恶心、呕吐。如为全身感染，可有中枢神经系统感染症状或心肌炎表现。偶见黄疸。多有肝、脾肿大，需与伤寒、败血症鉴别。胸部 X 线检查，从肺门向周边，特别在下肺野可见毛玻璃样阴影中间有点状影。周围血白细胞数正常，血沉在患病早期稍增快。肺泡渗出液的吞噬细胞内可查见衣原体包涵体。

3. 肺炎衣原体肺炎

本症临床表现无特异性，与支原体肺炎相似。起病缓，病程长，一般症状轻，常伴咽、喉炎及鼻窦炎为其特点。上呼吸道感染症状消退后，出现干湿啰音等支气管炎、肺炎表现。咳嗽症状可持续 3 周以上。白细胞计数正常，胸片无特异性，多为单侧下叶浸润，表现为节段性肺炎，严重者呈广泛双侧肺炎。病原学检查与沙眼衣原体肺炎一样，以气管或鼻咽吸取物做细胞培养，肺炎衣原体阳性。或用与荧光结合的肺炎衣原体特异性单克隆抗体来鉴定细胞培养中的肺炎衣原体。PCR 检测肺炎衣原体 DNA 较培养更敏感，但用咽拭子标本检测不够理想，不如血清学检测肺炎衣原体特异性抗体。特异性 IgM 抗体≥1∶16 或 IgM 抗体≥1∶512 或抗体滴度 4 倍以上增高，有诊断价值。

四、治疗

1. 一般治疗

注意加强护理和休息，保持室内空气新鲜，并保持适当室温及湿度。保持呼吸道通畅，经常翻身更换体位。供给高热量并含有丰富维生素、易于消化吸收的食物及充足的水分。

2. 抗生素治疗

（1）大环内酯类抗生素

① 红霉素：衣原体肺炎的抗生素应首选红霉素，用量为 50mg/（kg·d），分 3～4 次口服，连用 2 周。重症或不能口服者，可静脉给药。眼泪中红霉素可达有效浓度，还可清除鼻咽部沙眼衣原体，可预防沙眼衣原体肺炎的发生。

② 罗红霉素：用量为 5～8mg/（kg·d），分 2 次于早晚餐前服用，连用 2 周。若在第 1 疗程后仍有咳嗽和疲乏，可用第 2 疗程。

③ 阿奇霉素：口服吸收好，能迅速分布于各组织和器官，

对衣原体作用强。治疗结束后，药物可维持在治疗水平 5～7天。儿童（体重 10kg 以上）第一天每次 10mg/kg，以后 4 天每天每次 5mg/kg，1 次顿服，其抗菌作用至少维持 10 天。

（2）磺胺异噁唑：用量为 50～70mg/（kg·d），分 2～4 次口服，可用于治疗沙眼衣原体肺炎。

（3）支持治疗：对病情较重、病程较长、体弱或营养不良者应输鲜血或血浆，或应用丙种球蛋白治疗，以提高机体抵抗力。

五、预后

衣原体肺炎的治疗反应比支原体肺炎慢，如治疗过早停止，症状有复发趋势。年轻人一般治疗效果好，老年人病死率为 5%～10%。

第八节 肺结核

结核病是由结核分枝杆菌复合群（简称结核分枝杆菌或结核菌）引起的慢性感染性疾病，可累及全身多器官、系统，最常见的患病部位是肺脏，也可以累及肝、肾、脑、淋巴结等。

一、病原学

结核分枝杆菌分为人结核分枝杆菌、牛结核分枝杆菌、非洲分枝杆菌和田鼠分枝杆菌。其中，人结核分枝杆菌为人类结核病的病原体。

结核分枝杆菌不能运动，无鞭毛或芽孢。不易染色，但经品红加热染色后不能被酸性乙醇脱色，故称为抗酸杆菌。

结核分枝杆菌是专性需氧菌，最适宜生长温度为 37℃。结核分枝杆菌培养生长缓慢，增殖周期为 15～20h，至少需要 2～4 周才有可见的菌落，细菌培养是确诊结核病的重要手段。

二、流行病学

1. 传染源
开放性肺结核患者的排菌是结核传播的主要来源。

2. 传播途径
主要为患者与健康人之间经空气传播。患者咳嗽排出的结核分枝杆菌悬浮在飞沫核中，当被人吸入后即可引起感染。其他途径如饮用带菌牛奶经消化道感染，患病孕妇经胎盘引起母婴间传播，经皮肤伤口感染和上呼吸道直接接种均极罕见。

3. 易感人群
生活贫困、居住拥挤、营养不良等因素是社会经济落后地区人群结核病高发的原因。免疫抑制状态患者易患结核病。

三、发病机制

吸入肺泡的结核分枝杆菌可被吞噬细胞吞噬和杀灭，巨噬细胞与树突状细胞吞噬结核分枝杆菌后可以提呈结核抗原，并且释放细胞因子，引起局部免疫反应。结核分枝杆菌可以继续感染新的吞噬细胞并逐渐深入肺泡上皮。此后炎症细胞被募集至病灶处，巨噬细胞逐渐分化并最终形成分层结构的结核结节或结核肉芽肿。随着肉芽肿外周的纤维致密化，进入肉芽肿的血管消失，加剧了巨噬细胞的泡沫化，形成干酪样坏死。

四、病理

结核病是一种慢性病变，其基本病变包括渗出性病变、增生性病变、干酪样坏死。

五、分类

1. 原发型肺结核

为原发结核感染所致的临床病症,包括原发综合征及胸内淋巴结结核。

2. 血行播散型肺结核

包括急性血行播散型肺结核(急性粟粒型肺结核)及亚急性、慢性血行播散型肺结核。

3. 继发型肺结核

是肺结核的一个主要类型,包括浸润性肺结核、纤维空洞及干酪性肺炎等。

4. 结核性胸膜炎

临床上已排除其他原因引起的胸膜炎。包括结核性干性胸膜炎、结核性渗出性胸膜炎、结核性脓胸。

六、诊断

1. 诊断步骤

(1)具有结核中毒症状(低热、乏力、盗汗、食欲减退、体重减轻等)。

(2)伴呼吸道症状者(咳嗽、咳痰2周以上,或伴咯血、痰中带血)。

(3)通过健康体检发现的肺部阴影疑似肺结核者。

有以上三种情况时应考虑为肺结核可疑者,需进一步检查明确。

2. 诊断依据与方法

(1)危险因素

有痰涂片阳性肺结核患者密切接触史,存在生活贫困、居住拥挤、营养不良等社会因素，属于婴幼儿、老年人、HIV 感染者、糖皮质激素或免疫抑制剂使用者，或患有慢性基础疾病如糖尿病和尘肺等。

（2）临床症状

具有结核中毒症状，育龄期女性可有月经不调。咳嗽、咳痰 2 周以上，或伴咯血是肺结核的常见可疑症状。结核累及胸膜时可表现为随呼吸运动和咳嗽加重的胸痛。呼吸困难多见于干酪样肺炎、大量胸腔积液和严重气管 - 支气管结核患者。

（3）体征：体征多寡不一，取决于病变性质及范围。

① 病变范围较小时，可无任何体征。

② 渗出性病变范围较大或干酪样坏死时，可有肺实变体征。

③ 当存在较大的空洞性病变时，可闻及支气管呼吸音。

④ 当存在较大范围纤维条索时，可出现气管向患侧移位、患侧胸廓塌陷、叩诊浊音、听诊呼吸音减弱、闻及啰音。

⑤ 结核性胸膜炎多数有胸腔积液体征，气管 - 支气管结核可有局限性干啰音，气管狭窄严重者可出现三凹征。

3. 辅助检查

（1）X 线胸片检查：是诊断肺结核的常规首选方法。病变多位于上叶尖后段、下叶背段和后基底段，呈多态性。有渗出的片状或斑片状浸润影或有增生的结节影、条索影和钙化影，密度不均匀，边缘较清楚，病灶变化慢，易形成空洞和播散灶。

（2）直接涂片抗酸杆菌镜检：是简单、快速、易行和较可靠的方法，但欠敏感，通常菌量≥10^4 条 /mL 方能检测阳性。痰涂片阳性仅说明痰中存在抗酸杆菌，我国非结核分枝杆菌感染并不多见，故痰中检出抗酸杆菌对诊断肺结核有极重要的意义。一般至少检测 2 次。

（3）结核菌素皮肤试验（TST）：是判断是否存在结核菌感染的主要检测方法。皮内注射 5U 结核菌纯蛋白衍生物，48～72h 后观察皮肤硬结直径大小，一般以≥5mm 作为阳性判断标准，≥15mm 或局部水泡为强阳性。

（4）病原学检查：直接涂片抗酸杆菌镜检是简单、快速和较可靠的方法，但欠敏感，至少检测两次。没有病原学检查条件的基层医院，或抗酸染色阴性仍怀疑肺结核者建议转至上级医院或结核病定点医院。

（5）胸水检查：存在胸腔积液者可行胸腔穿刺术抽取胸水进行胸水常规、生化、结核菌等相关检查。结核性胸膜炎的胸水为渗出液，以单核细胞为主，胸水腺苷脱氨酶（ADA）常明显升高，通常≥40U/L。

七、鉴别诊断

（1）肺炎：主要与继发性肺结核鉴别。肺炎大多数起病急，伴发热、咳嗽、咳痰。X 线胸片表现为密度较淡且较均匀的片状或斑片状阴影，抗菌治疗后体温迅速下降，1～2 周阴影有明显吸收。

（2）慢性阻塞性肺疾病：多表现为慢性咳嗽、咳痰，少有咯血，冬季多发，急性加重期可以出现发热。肺功能检查为阻塞性通气功能障碍，胸部影像学检查有助于鉴别诊断。

（3）支气管扩张：慢性反复咳嗽、咳痰，多有大量脓痰，常反复咯血。轻者 X 线胸片无异常或仅见肺纹理增粗，典型者可见卷发样改变，高分辨率 CT 提示支气管囊状或柱状扩张。

（4）肺癌：多有长期吸烟史，表现为刺激性咳嗽、痰中带血、胸痛和消瘦等症状。X 线胸片表现为病灶常呈分叶状，有毛刺、切迹。当癌组织坏死液化后，可以形成偏心厚壁空洞。多次痰标本查脱落细胞和结核菌检查以及病灶活体组织检查是鉴别的重要方法。

（5）肺脓肿：多有高热、咳大量脓臭痰，X线胸片表现为带有液平面的空洞伴周围浓密的炎性阴影。血白细胞和中性粒细胞增高。

（6）纵隔和肺门疾病：原发型肺结核应与纵隔和肺门疾病相鉴别。小儿胸腺在婴幼儿时期多见，胸内甲状腺多发生于右上纵隔，淋巴系统肿瘤多位于中纵隔，多见于青年人，症状多，结核菌素试验可呈阴性或弱阳性。皮样囊肿和畸胎瘤多呈边缘清晰的囊状阴影，多发生于前纵隔。

（7）其他发热性疾病：肺结核常有不同类型的发热，需与伤寒、败血症、白血病等发热性疾病鉴别。

八、治疗

1. 治疗原则

结核病化学治疗的基本原则是早期、规律、全程、适量、联合。整个治疗方案分为强化期和巩固期两个阶段。

2. 肺结核的化学治疗

（1）常用抗结核药物

① 异烟肼（isoniazid，INH，H）：异烟肼是一线抗结核药物中单一杀菌力最强的药物，特别是早期的杀菌力。成人剂量为每天300mg，顿服；儿童5～10mg/kg，最大剂量每天不超过300mg。偶有药物性肝炎、周围神经炎等不良反应。

② 利福平（rifampicin，RFP，R）：成人剂量为8～10mg/kg，体重在50kg及以下者为450mg，50kg以上者为600mg，顿服。儿童剂量为每天10～20mg/kg。主要不良反应为肝损伤

和过敏反应。

③ 吡嗪酰胺（pyrazinamide，PZA，Z）：具有独特的杀菌作用。成人每天用药量为 20～30mg/kg，儿童每天 30～40mg/kg。常见不良反应为高尿酸血症、肝损害、皮疹、食欲不振、关节痛、恶心。

④ 乙胺丁醇（ethambutol，EMB，E）：成人口服剂量为 0.75g/d。不良反应为球后视神经炎，用于儿童时需密切观察视野、视力变化。

⑤ 链霉素（streptomycin，SM，S）：肌内注射，注射前需进行皮试，阴性者方可使用，每天量为 0.75～1.00g。不良反应主要为耳毒性事件、前庭功能损害和肾毒性事件。

（2）标准化学治疗方案

① 初治活动性肺结核（含痰涂片阳性和阴性）：通常选用 2HRZE/4HR 方案，即强化期使用异烟肼、利福平、吡嗪酰胺、乙胺丁醇，1 次 /d，共 2 个月；巩固期使用异烟肼、利福平，1 次 /d，共 4 个月。若强化期第 2 个月末痰涂片仍阳性，强化方案可延长 1 个月，总疗程 6 个月不变。对粟粒型肺结核或结核性胸膜炎上述疗程可适当延长，强化期为 3 个月，巩固期 6～9 个月，总疗程 9～12 个月。在异烟肼高耐药地区，可选择 2HRZE/4HRE 方案。

② 复治活动性肺结核（含痰涂片阳性和阴性）：常用方案为 2HRZSE/6HRE、3HRZE/6HR、2HRZSE/1HRZE/5HRE。复治结核应进行药物敏感试验，对上述方案治疗无效的复治肺结核应考虑存在耐多药结核可能，需按耐药或耐多药结核治疗。

③ 耐药结核和耐多药结核：对包括异烟肼和利福平在内的 2 种以上药物产生耐药的结核为耐多药结核（MDR-TB）。WHO 根据药物的有效性和安全性将治疗耐药结核的药物分为

A、B、C、D4 组，其中 A、B、C 组为核心二线药物，D 组为非核心的附加药物。

A 组：氟喹诺酮类，包括高剂量左氧氟沙星（≥750mg/d）、莫西沙星及加替沙星。

B 组：二线注射类药物，包括阿米卡星、卷曲霉素、卡那霉素、链霉素。

C 组：其他二线核心药物，包括乙硫异烟胺（或丙硫异烟胺）、环丝氨酸（或特立齐酮）、利奈唑胺和氯法齐明。

D 组：可以添加的药物，但不能作为 MDR-TB 治疗的核心药物，分为 3 个亚类，D1 组包括吡嗪酰胺、乙胺丁醇和高剂量异烟肼；D2 组包括贝达喹啉和德拉马尼；D3 组包括对氨基水杨酸、亚胺培南 - 西司他丁、美罗培南、阿莫西林 - 克拉维酸、氨硫脲。

耐药结核治疗的强化期应包含至少 5 种有效抗结核药物，包括吡嗪酰胺及 4 个核心二线抗结核药物：A 组 1 个，B 组 1 个，C 组 2 个。如果以上的选择仍不能组成有效方案，可以加入 1 种 D2 组药物，再从 D3 组选择其他有效药物，从而组成含 5 种有效抗结核药物的方案。

第二章
消化系统感染性疾病

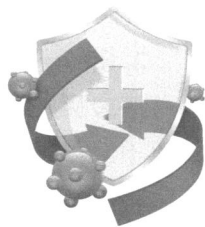

第一节　病毒感染性腹泻

病毒感染性腹泻又称病毒性胃肠炎，是由多种病毒感染所引起的，以呕吐、腹泻、水样便为主要临床特征的一组急性肠道传染病。本病在秋、冬季节十分常见，可发生在各年龄组，临床上可伴有发热、恶心、厌食等中毒症状，病程自限。有多种病毒可引起胃肠炎，其中最常见的是轮状病毒和诺如病毒，其次为肠腺病毒和星状病毒。

一、病原学

轮状病毒、诺如病毒和肠腺病毒是病毒性腹泻最常见的病原体，其他引起病毒性腹泻的病毒还有星状病毒、嵌杯病毒、柯萨奇病毒和冠状病毒等。

1. 轮状病毒

人类轮状病毒为双股 RNA 病毒，球形。电镜下完整病毒颗粒如车轮状，故称为轮状病毒。根据基因结构和特异性，可以将人和动物轮状病毒分为 A～G7 个组和 2 个亚群（Ⅰ和Ⅱ）。A 组主要引起婴幼儿腹泻，人类主要感染该组病毒。婴幼儿轮状病毒在外界环境中比较稳定，在粪便中可存活数日或数周，耐酸、耐碱、耐乙醚。

2. 诺如病毒

诺如病毒为单链 RNA 病毒，呈球形，无包膜，在宿主细胞核中复制。诺如病毒对各种理化因子有较强的抵抗力，耐乙醚、耐酸、耐热。

3. 肠腺病毒

肠腺病毒是双链线形 DNA 病毒，核心有衣壳，无脂性包膜。肠腺病毒对酸、碱及温度的耐受能力较强。对紫外线敏感，30min 照射后，丧失感染性。对甲醛敏感。

4. 其他导致腹泻的病毒

与腹泻有关的其他病原体有柯萨奇病毒、埃可病毒、星状病毒、呼肠病毒、原型嵌杯病毒、冠状样病毒颗粒以及一些与动物有关的病毒。

二、流行病学

病毒性腹泻的传染源有人和动物，传播途径以粪-口传播和人-人的接触感染为主。人普遍易感，是引起旅行者腹泻和各年龄段病毒性胃肠炎的主要病原。

1. 轮状病毒

（1）传染源：为被感染的人和动物，包括患者及隐性感染者。患者急性期粪便中有大量病毒颗粒，腹泻第 3～4 天粪便中仍排出大量病毒，病后持续排毒 4～8 天，极少数可长达 18～42 天。患病婴儿的母亲带病毒率高达 70%。

（2）传播途径：主要为粪-口途径传播。易感者只需 10 个病毒即可感染。成人轮状病毒胃肠炎常呈水型暴发流行。家庭密切接触也是传播的一种方式。轮状病毒是医院内感染的重要病原体。

（3）人群易感性：A 组轮状病毒主要感染婴幼儿，最高发病年龄为 6~24 个月龄，6 个月龄以下婴儿由于有来自母体的抗体而较少发病。B 组轮状病毒主要感染青壮年，以 20~40 岁人群最多，但成人对其普遍易感。C 组轮状病毒主要感染儿童，成人偶有发病。感染后均可产生抗体，特异性 IgG 持续时间较长，有无保护性尚未确定。

（4）流行特征：A 组轮状病毒感染呈世界性分布，全年均可发病。在温带和亚热带地区以秋冬季为多见，在热带地区无明显季节性。B 组轮状病毒感染主要发生在中国，以暴发性流行为主，有明显季节性，多发生于 4~7 月。C 组轮状病毒感染多为散发，偶有小规模流行。

2. 诺如病毒

（1）传染源：主要为隐性感染者和患者。感染后粪便排毒时间短暂，病后 3~4 天内从粪便排出病毒，其传染性持续到症状消失后两天。

（2）传播途径：主要为粪-口途径传播。可散发，也可暴发。散发病例为人-人的接触感染。暴发流行常由食物和水的污染造成。当易感者接触污染物被感染后很快发病。

（3）人群易感性：人群普遍易感，但发病者以成人和大龄儿童多见。

（4）流行特征：流行地区广泛，全年发病，秋冬季流行较多。常出现暴发流行。

3. 肠腺病毒

（1）传染源：患者和隐性感染者是主要传染源，粪便中可持续排毒 10~14 天，通常是在腹泻停止前 2 天至停止后 5 天。

（2）传播途径：以粪-口传播和人-人的接触传播为主，部分患者也可能由呼吸道传播而感染。

（3）人群易感性：绝大多数患儿在 2 岁以下，患病高峰年龄为 6～12 个月。成人很少发病。儿童期感染后可获得长久免疫力。

（4）流行特征：呈世界性分布，全年均可发病，夏秋季发病率较高。以散发和地方性流行为主，暴发流行少见。

三、发病机制与病理改变

1. 轮状病毒

病毒侵入人体后主要侵犯小肠，通过轮状病毒外壳蛋白VP4（吸附蛋白）与肠黏膜绒毛上皮细胞上的轮状病毒受体结合而进入上皮细胞。然后在上皮细胞胞浆内增殖，使小肠绒毛上皮细胞受到破坏、脱落。由于绒毛上皮细胞的破坏，使正常肠黏膜上存在的绒毛酶减少，导致吸收功能障碍。同时，降低双糖向其他单糖转化，不被吸收消化的双糖在肠腔内积聚造成肠腔内高渗透压，使水分移入肠腔，导致渗透性腹泻和呕吐。

本病为可逆性病理改变，黏膜常保持完整性。绒毛缩短，微绒毛不规整，严重者出现空泡甚至坏死。上皮细胞变为方形或不规则形，病变的上皮细胞内质网池膨胀，含有病毒颗粒，线粒体肿胀和变稀疏。固有层有单核细胞浸润。

2. 诺如病毒

该病毒主要侵袭空肠上段，肠黏膜上皮细胞被病毒感染后，小肠刷状缘碱性磷酸酶水平明显下降，出现空肠对脂肪、D- 木糖和乳糖等双糖的一过性吸收障碍，引起肠腔内渗透压上升，液体进入肠道，引起腹泻和呕吐症状。

本病为可逆性病变。空肠黏膜保持完整，肠黏膜上皮细胞绒毛变宽、变短，尖端变钝，细胞质内线粒体肿胀，形成空泡，未见细胞坏死。肠固有层有单核细胞浸润。病变可在 1～2

周完全恢复。

3. 肠腺病毒

主要感染空肠和回肠。病毒感染肠黏膜上皮细胞后，肠黏膜绒毛变短变小，病毒在感染的细胞核内形成包涵体，导致细胞变性、溶解，小肠吸收功能障碍而引起渗透性腹泻。小肠固有层内可见单核细胞浸润，隐窝肥大。

四、临床表现

1. 轮状病毒性腹泻

临床特征为起病急，有恶心、呕吐、腹泻、厌食或腹部不适等症状，多数先吐后泻。大便多为水样或黄绿色稀便，无黏液，无脓血，成人腹泻轮状病毒胃肠炎可出现米汤样大便，无里急后重。可伴肌痛、头痛、低热和畏寒。半数患儿在腹泻出现前有咳嗽、流涕等上呼吸道症状，严重者有支气管炎或肺炎表现。腹泻每天 10 余次，重者可达数十次，严重病例可出现脱水、酸中毒和电解质紊乱。一般呕吐与发热持续 2 天左右消失，普通患者症状轻微。多数患者腹泻持续 3～5 天，病程约 1 周，少数患者持续 1～2 周，个别长达数月。

2. 诺如病毒性腹泻

起病急，以腹泻、腹痛、恶心、呕吐为主要症状，轻重不等。腹泻为黄色稀水便或水样便，每天 10 多次。有时腹痛呈绞痛。可伴有低热、头痛、发冷、食欲减退、乏力、肌痛等。一般持续 1～3 天自愈。死亡罕见。成人以腹泻为主。儿童患者先出现呕吐，然后出现腹泻。体弱及老年人病情较重。

3. 肠腺病毒性腹泻

发病者多为 5 岁以下儿童。临床表现与轮状病毒胃肠炎相似，但病情较轻，病程较长。腹泻每天 3～30 次，多为 10 多次，大便稀水样伴呕吐。部分患者同时可有鼻炎、咽炎或气管炎等呼吸道感染症状。部分患者因腹泻、呕吐导致脱水，严重者可因严重失水和电解质紊乱而死亡。腺病毒41型感染腹泻持续时间较长（约12天），腺病毒40型感染腹泻持续时间较短（约9天），但初期症状重。发热通常持续2～3天而恢复正常。少数患者腹泻可长达3～4周。

五、实验室检查

1. 血常规

外周血白细胞总数多为正常，少数可稍升高。

2. 大便常规

大便外观多为黄色水样。无脓细胞及红细胞，有时可见少量白细胞。

3. 病原学检查

（1）电镜或免疫电镜根据病毒的生物学特征以及排毒时间可从粪便提取液中检出致病的病毒颗粒。但诺如病毒常因病毒量少而难以发现。

（2）免疫学检测补体结合（CF）、免疫荧光（IF）、放射免疫试验（RIA）、酶联免疫吸附试验（ELISA）法检测粪便中特异性病毒抗原，如轮状病毒、肠腺病毒、诺如病毒、嵌杯病毒和星状病毒。

（3）分子生物学检测聚合酶链反应（PCR）或反转录PCR（RT-PCR）可以特异性地检测出粪便病毒DNA或RNA，具有很高的敏感性。

（4）凝胶电泳分析从粪便提取液中提取的病毒RNA进行聚丙烯酰胺凝胶电泳（PAGE），可根据A、B、C三组轮状病毒11个基因片段特殊分布图进行分析和判断，来进行轮状病毒感染诊断。将从粪便提取液中提取的病毒 DNA 进行限制性内切酶消化、凝胶电泳，以独特的酶切图谱进行肠腺病毒型鉴定。

（5）大便培养无致病菌生长。

4. 血清抗体检测

应用病毒特异性抗原检测患者发病初期和恢复期双份血清的特异性抗体，若抗体效价呈 4 倍以上增高有诊断意义。血清特异性抗体通常在感染后第 3 周达峰值，延续至第 6 周，随后抗体水平下降。通常用 ELISA 进行检测。轮状病毒感染以 IgA 抗体检测价值大。

六、并发症

严重病毒感染性腹泻可引起脱水、酸中毒、电解质平衡紊乱，少数患者可出现肠套叠、直肠出血、溶血尿毒综合征，儿童患者可出现 Reye 综合征。严重脱水患者未能及时治疗导致循环衰竭和多器官功能衰竭是本病主要死因。

七、诊断

根据流行病学资料、临床症状和体征以及实验室检查结果的综合分析进行诊断。

（1）流行病学：在流行季节，特别是在我国于秋冬季节发病。

（2）临床特点：患者突然出现呕吐、腹泻、腹痛等临床症状或住院患者中突然发生原因不明的腹泻，病程短暂，往往有集体发病的特征。

（3）实验室检查：末梢血白细胞无明显变化，大便常规检查仅发现少量白细胞时应怀疑本病。但确诊需经电镜找到病毒颗粒，或检出粪便中特异性抗原，或血清检出特异性抗体，抗体效价呈 4 倍以上增高有诊断意义。

八、鉴别诊断

本病必须与大肠杆菌、沙门菌引起的细菌感染性腹泻以及隐孢子虫等寄生虫性腹泻相鉴别。和其他病毒性腹泻的鉴别依赖于特异性检查。实验室特异性病原学检测对鉴别不同病因及确定诊断有重要意义。

九、治疗

急性病毒感染性腹泻常为自限性，目前缺乏特效抗病毒药物，一般不用抗病毒药物，且不应使用抗菌药物，主要是针对腹泻和脱水的对症和支持治疗。重症患者需纠正酸中毒和电解质紊乱。脱水程度评估见表 2-1。

表 2-1 脱水程度评估

脱水程度	轻度	中度	重度
丢失体液 （占体重百分比）	≤ 5%	5% ～ 10%	≥ 10%
精神状态	稍差	萎靡或烦躁	嗜睡、昏迷
皮肤弹性	尚可	差	极差，捏起皮肤回复 ≥ 2s
黏膜	稍干燥	干燥	明显干燥
前囟、眼窝	稍有凹陷	凹陷	明显凹陷
肢端	尚温暖	稍凉	凉或发绀
尿量	稍少	明显减少	无尿
脉搏	正常	增快	明显增快且弱
血压	正常	正常或稍降	降低

（一）补液治疗

1. 口服补液

口服补液是预防和治疗轻度、中度脱水的首选方法。目前推荐选择低渗口服补液盐（ORS Ⅲ）（表 2-2）。

表 2-2　ORS Ⅲ配方

成分	g/ 袋	成分	g/ 袋
重量	5.125	氯化钾	0.375
氯化钠	0.65	无水葡萄糖	3.375
枸橼酸钠	0.725	配置用法	每袋加温水 250mL

患儿自腹泻开始就应口服足够的液体以预防脱水，可予 ORS Ⅲ或米汤加盐溶液［每 500mL 加细盐 1.75g（约为 1/2 啤酒瓶盖）］。

每次稀便后补充一定量的液体（<6 个月 50mL，6 个月～2 岁 100mL，2～10 岁 150mL，10 岁以上儿童按需随意饮用），直至腹泻停止。

轻至中度脱水：口服补液量（mL）=体重（kg）×（50～75），4h 内分次服完。4h 后再次评估脱水情况。以下情况提示口服补液可能失败，需调整补液方案：

① 频繁、大量腹泻［>10～20mL/（kg·h）］；

② 频繁、严重呕吐；

③ 口服补液服用量不足，脱水未纠正；

④ 严重腹胀。

2. 静脉补液

适用于重度脱水及不能耐受口服补液的中度脱水患儿、休克或意识改变、口服补液脱水无改善或程度加重、肠梗阻等患儿。静脉补液的成分、量和滴注持续时间须根据脱水程度和性质决定。补液原则为"先浓后淡，先盐后糖，先快后慢，见尿补钾"。

（1）第 1 个 24h 的补液。

① 确定补液总量。应包括累积丢失、继续丢失和生理需要三个方面。累积丢失根据脱水程度估算（表 2-1）；继续丢失一般为 20～40mL/（kg·d）；儿童生理需要量按照第一个 10kg 体重 100mL/kg，第二个 10kg 体重 50mL/kg，其后 20mL/kg 补给。第 1 个 24h 的补液总量为：轻度脱水 90～120mL/kg，中度脱水 120～150mL/kg，重度脱水 150～180mL/kg。

② 确定液体性质。等渗性脱水一般选择 1/2 张含钠液，低渗性脱水一般选择 2/3 张含钠液，高渗性脱水一般选择 1/3～1/5 张含钠液。难以确定脱水性质者先按等渗性脱水处理。脱水一旦纠正，能口服补液的尽早给予 ORS 口服。常用混合溶液及其简易配制方法见表 2-3。

表 2-3 几种混合液的简便配制

溶液种类	张力	加入溶液（ml）		
		5% 或 10% 葡萄糖	10% 氯化钠	5% 碳酸氢钠（11.2% 乳酸钠）
2：1 含钠液	等张	加至 500	30	47（30）
1：1 含钠液	1/2 张	加至 500	20	—
1：2 含钠液	1/3 张	加至 500	15	—
1：4 含钠液	1/5 张	加至 500	10	—
2：3：1 含钠液	1/2 张	加至 500	15	24（15）
4：3：2 含钠液	2/3 张	加至 500	20	33（20）

注：为了配制简便，加入的各种液量均为整数，配成的溶液是近似浓度

③ 补液速度。中度脱水无休克表现者，补液总量的 1/2 在前 8~10h 内输入，输液速度约为 8~12mL/（kg·h）；剩余 1/2 在 14~16h 内输入，输液速度约为 4~6mL/（kg·h）。重度脱水有休克者首先扩容，可选择生理盐水或含碱的等张糖盐混合液 20mL/kg，30~60min 内快速输入，若休克未纠正，可再次予 10~20mL/kg 扩容，一般不超过 3 次，同时需评估有无导致休克的其他原因。休克纠正后再次评估脱水程度，确定后续补液量和补液速度，原则和方法同前。注意监测血糖，休克纠正后可给予 5%~10% 含糖液，以避免低血糖。补液过程中密切观察病情变化，若脱水程度减轻、呕吐停止，尽早改为口服补液。

（2）24h 后的补液。经第 1 个 24h 补液，脱水和电解质及酸碱平衡紊乱已基本纠正，需要补充继续丢失量和生理需要量。若能够口服，则改为口服补液；若因呕吐不能口服，则静脉补液。补充继续丢失量的原则是"丢多少补多少、随时丢随时补"，常用 1/2~1/3 张含钠液；补充生理需要量用 1/4~1/5 张含钠液。这两部分相加后，于 12~24h 内匀速补液。

（二）纠正电解质紊乱和酸碱失衡

1. 低钠血症

轻度低钠血症多随脱水的纠正而恢复正常，不需特殊处理。当血钠<120mmol/L 时，可用高渗盐水如 3%NaCl 纠正，初始可予 1/3~1/2 剂量，如症状无缓解，可重复上述剂量。宜缓慢静脉滴注，推荐速度为 1~2mL/（kg·h）。

2. 低钾血症

（1）鼓励患儿进食含钾丰富的食物。

（2）轻者可分次口服 10%KCl 100~200mg/（kg·d）；重

者或不能经口服补钾者，需静脉补充，时间大于6~8h。补钾注意事项如下：

① KCl浓度应稀释到0.15%~0.3%。

② 含钾液应缓慢静脉滴注，禁忌直接静脉推注，体内缺钾至少需2~4天才能补足。

③ 有尿后补钾，少尿、无尿者慎用。

④ 反复低钾血症或低钾难以纠正者，应注意补镁治疗。

3. 代谢性酸中毒

（1）轻、中度代谢性酸中毒经补液治疗即可纠正，无需额外补充碱性药物。

（2）严重代谢性酸中毒需予碱性液纠酸，剂量计算方法如下：

① 所需碳酸氢钠（mmol）=（24-实测HCO_3^-值）×0.3×体重（kg）。

② 所需5%碳酸氢钠（mL）=BE绝对值×0.5×体重（kg）。

注意：碱性液一般稀释成等张含钠液后分次给予，首次可给计算量的1/2。注意保持气道通畅以保证CO_2的排出，酸中毒纠正后注意补充钾和钙。

（三）饮食治疗

急性感染性腹泻病期间，口服或静脉补液开始后应尽早给予适宜饮食，不推荐高糖、高脂和高粗纤维食物。婴幼儿母乳喂养者继续母乳喂养，配方奶喂养者伴有乳糖不耐受时可选择低乳糖或无乳糖配方。年龄较大的儿童，无需严格限制饮食。尽可能保证热量供给。急性腹泻病治愈后，应额外补充疾病导致的营养素缺失。

（四）黏膜保护剂

蒙脱石散有助于缩短急性水样便患儿的病程，减少腹泻次数和量。

用法和用量：<1 岁，1g/ 次，1～2 岁，1～2g/ 次，2 岁以上 2～3g/ 次，餐前口服，每天 3 次。

十、预防

1. 控制传染源

对病毒性腹泻患者应隔离，积极治疗。对密切接触者及疑诊患者实行严密的观察。

2. 切断传播途径

重视食品、饮水及个人卫生，加强粪便管理和水源保护。注意手的卫生。保持良好的个人卫生习惯，不吃生冷变质食物，保证海鲜食品的加工、食用符合卫生要求。

3. 保护易感人群

接种轮状病毒疫苗，主要用于 6～12 个月龄的婴幼儿，最佳接种方式是在 2、4、6 个月龄时口服 3 次，最迟在 1 岁内接种完成，其有效率达 80% 以上。免疫功能低下以及急性胃肠炎者为接种禁忌证。

第二节　细菌感染性腹泻

细菌感染性腹泻在广义上是指由各种细菌引起，以腹泻为主要表现的一组常见肠道传染病，本文是指除霍乱、菌痢、伤寒、副伤寒以外的细菌感染性腹泻。临床表现以胃肠道症状为主，轻重不一，多为自限性，但少数可发生严重并发症，其至导致死亡。

一、病原学

常见细菌有沙门菌属、志贺菌属、大肠埃希菌、弯曲菌、耶尔森菌、金黄色葡萄球菌、副溶血性弧菌、艰难梭菌等。

1. 大肠埃希菌

属于埃希菌属，肠杆菌科，短杆状革兰阴性菌，无芽孢，大多有鞭毛，运动活跃。在15~46℃均能生长，最适宜温度为37℃，在水中可存活数周至数月，在冰箱中可长期生存。对酸有较强抵抗力，对高温和化学消毒剂敏感，75℃以上1min死亡。

2. 耶尔森菌

为革兰阴性短小杆菌，无芽孢，兼性厌氧，在30~42℃均可生存。可产生热稳定性肠毒素，121℃经30min不被破坏，对酸、碱稳定。煮沸、干燥及常规消毒剂可杀灭。

3. 变形杆菌

属肠杆菌科，革兰阴性菌，多形性，无芽孢和荚膜，有周鞭毛，运动活跃，最适温度为37℃，能产生肠毒素。

4. 艰难梭菌

为革兰阳性杆菌，专性厌氧，有芽孢。能产生肠毒素，包括A和B两种毒素，对酶作用有抵抗力，酶作用24h后仍保留全部活性，B毒素较A毒素细胞毒性强。

二、流行病学

1. 传染源

患者、携带者、一些动物可成为贮存宿主，在传染病传播中有重要意义，如牛是产志贺毒素大肠埃希菌的贮存宿主，猪和牛是小肠结肠炎耶尔森菌的贮存宿主。

2. 传播途径

粪 - 口途径，可通过食用污染的食品、水而传播，引起食源性细菌性腹泻。人与动物的密切接触也可传播。

3. 人群易感性

普遍易感，没有交叉免疫。儿童、老年人、有免疫抑制或慢性疾病者为高危人群，并且容易发生严重并发症，一些正使用抗生素的患者是抗生素相关性腹泻的高危人群。另外，旅游者易发生细菌性腹泻，称为旅游者腹泻。患病后一般可获得免疫力，但持续时间较短。

三、发病机制

1. 分泌性腹泻

病原菌进入肠道后，在小肠内繁殖，黏附于肠黏膜，释放肠毒素，与肠黏膜表面的受体结合，刺激肠黏膜分泌过多的水和 Na^+ 到肠腔，当分泌量超过吸收能力时可导致腹泻，故称为分泌性腹泻。此类细菌包括产毒性大肠埃希菌、金黄色葡萄球菌、变形杆菌、气单胞菌、不凝集弧菌、艰难梭菌等。

2. 侵袭性腹泻

细菌通过菌毛等直接侵入肠上皮细胞，生长繁殖并分泌外毒素，导致细胞蛋白合成障碍，造成细胞的功能障碍和黏膜的坏死、溃疡形成以及炎性渗出，肠内渗透压升高，从而使电解质、溶质和水的吸收发生障碍，并产生前列腺素，进而刺激分泌，增加肠的动力，引起腹泻。脓血便为其特征表现，又称之为渗出性腹泻。沙门菌属、空肠弯曲菌、耶尔森菌、侵袭性大肠埃希菌、肠出血性大肠埃希菌等均能引起侵袭性腹泻。耶尔森菌既能引起侵袭性腹泻，又可释放肠毒素而引起分泌性腹泻。

四、临床表现

多急性起病，以胃肠道症状最突出，出现食欲缺乏、恶心、呕吐、腹胀、腹痛、腹泻，可伴里急后重，腹泻次数可多至十几、二十多次，甚至不计其数，粪便呈水样便、黏液便、脓血便。分泌性腹泻一般不出现腹痛，侵袭性腹泻多出现腹痛。常伴畏寒、发热、乏力、头晕等表现，病情严重者，因大量丢失水分引起脱水、电解质紊乱，甚至休克。病程为数天至1～2周，常为自限性，少数可复发。

1. 不同细菌所致腹泻的临床表现

（1）肠出血性大肠埃希菌感染：往往急性起病，轻者水样泻，典型者突起剧烈腹痛、黄色水样便，数天后转为血水便，有特殊臭味。大便镜检有大量红细胞，常无白细胞，伴腹痛，可并发溶血尿毒综合征、血小板减少性紫癜。

（2）产毒性大肠埃希菌感染：夏季多见，多有不洁饮食史，可有呕吐、脱水、电解质和酸碱平衡紊乱。为自限性疾病，自然病程3～7天。

（3）志贺菌：是侵袭性腹泻的主要病原体。起病急，高热等中毒症状明显，严重者可发生脓毒性休克。

（4）侵袭性大肠埃希菌：疾病特点与志贺菌相似。

（5）耶尔森菌感染：婴幼儿及儿童胃肠炎症状突出，成人以肠炎为主。起病急，以发热、腹泻、腹痛为主要表现，热程多为2～3天，腹泻一般1～2天，重者长达1～2周，粪便多水样，带黏液，可有脓血便，腹痛常见，可局限在右下腹，伴肌紧张和反跳痛。

（6）变形杆菌感染：在一定条件下可引起多种感染，如化脓性感染、尿路感染、胃肠炎、急性胃炎、心内膜炎、败血症等。主要表现为发热、恶心、呕吐、腹痛、腹泻，腹痛部位在上腹和脐周，腹泻轻者每天数次，重者每天 20～30 次。

2. 医院内腹泻

多由艰难梭菌引起，称为艰难梭菌相关性腹泻（CDAD），即假膜性肠炎，是医院感染性腹泻的主要病因。大多数表现为轻到中度水样腹泻、发热、腹胀、下腹或全腹散在痉挛性疼痛。

3. 旅游者腹泻

是出国旅行者中报告的最主要感染性疾病，在致病微生物中，肠毒素性大肠埃希菌是最重要的病原。通常情况下，该病起病较急（数小时至数天），约 40% 的旅游者腹泻患者症状轻微，重者出现明显腹泻症状，伴有腹部绞痛、恶心、呕吐以及发热等症状。

五、实验室检查

（1）外周血常规：一般白细胞总数升高或正常，中性粒细胞增多或伴核左移。

（2）粪便常规：肉眼观察粪便的外形、量、稠度及有无食物残渣、黏液、脓血等。不同细菌感染后粪便可呈稀水样便、洗肉水样便、脓血便、血便、黏液便等性状。

（3）粪便培养：确诊依据，一般培养阳性率低。

（4）免疫学检查：常用方法有乳胶凝集试验、酶联免疫吸附试验（ELISA）、被动血凝集试验（PHA）、免疫荧光法（IFA）、免疫磁珠法、酶免疫荧光法等，用于粪便中细菌及毒素、血清中特异性抗原抗体的检测。

（5）核酸检测：基因探针技术和聚合酶链反应技术，检测病原菌特异性基因片段，该法简便、迅速、灵敏。

六、诊断

根据流行病学资料，包括发病季节、地区、年龄，有无不洁饮食史、集体发病史、动物接触史、疫水接触史及抗生素使用、手术史，结合发病症状、体征、病程以及腹泻次数、性状等考虑可能的病原菌，确诊有赖于粪便病原菌的分离培养及特异性检查。

七、鉴别诊断

应与其他感染性腹泻鉴别，如病毒、真菌、寄生虫引起的腹泻；与非感染性腹泻鉴别，如溃疡性结肠炎、克罗恩病、肿瘤性腹泻及功能性腹泻。

八、治疗

1. 一般治疗

腹泻时一般不禁食，可进流食或半流食，忌多渣、油腻和刺激性食物，暂时停饮牛奶及其他乳制品，避免引起高渗性腹泻。腹泻频繁，伴有呕吐和高热等严重感染中毒症状者，应卧床休息、禁食，并鼓励多饮水。

2. 对症治疗

腹泻伴有呕吐或腹痛剧烈者，可予阿托品类药物，但慎用或禁用阿片制剂。小檗碱具有良好的收敛和轻微抑菌作用，对于细菌性腹泻有一定作用。

3. 液体疗法

具体参见"病毒感染性腹泻"。

4. 抗菌治疗

病原菌尚未明确时，应根据本地流行病学情况经验性选择抗菌药物；病原菌明确后，根据药敏结果和病情给予针对性抗感染治疗。

产毒性大肠埃希菌（ETEC）、黏附性大肠埃希菌（EAEC）及轻度出血性大肠埃希菌（EHEC）感染不推荐常规使用抗生素。

侵袭性大肠埃希菌、致病性大肠埃希菌或产毒性大肠埃希菌引起的腹泻，一般成人可选用氟喹诺酮类或磺胺类药物口服，疗程3～5天。

致泻性大肠埃希菌引起的儿童腹泻可选用头孢噻肟（50～100mg/（kg·d），分2～4次静脉滴注）、头孢曲松（20～80mg/（kg·d），单次或分2次静脉滴注）、头孢他啶（30～100mg/（kg·d），分2～3次静脉滴注）头孢克肟（3～6mg/（kg·d），重症者可加量至12mg/（kg·d），分2次口服）。

耶尔森菌感染的轻症患者多为自限性，不必应用抗菌药物治疗，重症或并发败血症者根据药物敏感试验选用药物，疗程2～3天，该菌一般对氨基糖苷类抗生素、氯霉素、磺胺类和氟喹诺酮类等敏感。

艰难梭菌相关性腹泻（CDAD）轻症患者停用抗菌药即可使正常菌群恢复，症状缓解，如果停用抗菌药后腹泻持续48h或72h以上，应当考虑选用甲硝唑、万古霉素等抗菌药。

九、预防

1. 管理传染源

设置肠道专科门诊，早期发现患者并对部分感染性腹泻患者进行隔离与治疗。

2. 切断传播途径

养成良好个人卫生习惯，加强饮食、饮水卫生管理以及对媒介昆虫的控制。处理好污物、污水，对患者的粪便等排泄物加入相当于粪便 1/5 份的含氯石灰或等量的 10% 含氯石灰乳剂，处理后倒入便池。

第三节　细菌性痢疾

细菌性痢疾简称菌痢，是由志贺菌（也称痢疾杆菌）引起的肠道传染病，故亦称为志贺菌病。主要临床表现为腹痛、腹泻、排黏液脓血便以及里急后重等。

一、病原学

志贺菌为革兰阴性杆菌，有菌毛，无鞭毛，无荚膜及芽孢，兼性厌氧，但最适宜于需氧生长。

志贺菌在 60℃ 10min 死亡，阳光直射 30min 死亡，对酸和一般消毒剂敏感。

二、流行病学

1. 传染源

包括急、慢性菌痢患者和带菌者。急性典型菌痢患者排菌量大，传染性强；慢性菌痢病情迁延不愈，排菌时间长，可长期携带病原体。

2. 传播途径

本病主要经粪 - 口途径传播。志贺菌随患者粪便排出后，通过手、苍蝇、食物和水，经口感染人体。

3. 人群易感性

人群普遍易感。病后可获得一定的免疫力，但持续时间短，不同菌群及血清型间无交叉保护性免疫，可反复感染。年龄分布有两个高峰，第一个高峰为学龄前儿童，第二个高峰为青壮年。

三、发病机制

志贺菌进入消化道后，大部分被胃酸杀死，少数进入下消化道的细菌也可因正常菌群的拮抗作用、肠道分泌型 IgA 的阻断作用而不能致病。志贺菌侵袭结肠黏膜上皮细胞后，经基底膜进入固有层，并在其中繁殖、释放毒素，引起炎症反应和小血管循环障碍。

四、病理

菌痢的肠道病变主要发生于大肠，以乙状结肠与直肠为主。

急性菌痢的典型病变过程为初期的急性卡他性炎，随后出现特征性假膜性炎和溃疡，最后愈合。

肠黏膜的基本病理变化是弥漫性纤维蛋白渗出性炎症。

五、临床表现

潜伏期一般为 1～4 天，短者数小时，长者可达 7 天。

根据病程长短和病情轻重可以分为下列各型。

（一）急性菌痢

1. 普通型（典型）

急起畏寒、高热，伴头痛、乏力、食欲减退，并出现腹痛、腹泻，多先为稀水样便，1～2 天后转为黏液脓血便，每天 10 余次至数十次，大便量少，有时纯为脓血便，此时里急后重明显。常伴肠鸣音亢进，左下腹压痛。自然病程为 1～2 周，多数可自行恢复，少数转为慢性。

2. 轻型（非典型）

全身毒血症状轻微，可无发热或仅低热。表现为急性腹泻，每天排便 10 次以内，稀便有黏液，可无脓血。有轻微腹痛及左下腹压痛，里急后重较轻或缺如。一周左右可自愈，少数可转为慢性。

3. 重型

多见于老年人、体弱及营养不良者。急起发热，腹泻每天 30 次以上，为稀水脓血便，腹痛、里急后重明显。后期可出现严重腹胀及中毒性肠麻痹，部分病例表现为中毒性休克。

4. 中毒性菌痢

多见于 2～7 岁儿童。起病急骤，病势凶险，突起畏寒、高热，体温 39～41℃或更高，同时出现烦躁、谵妄、反复惊厥，继而出现面色苍白、四肢厥冷，迅速发生中毒性休克。临床以严重毒血症状、休克和（或）中毒性脑病为主，而局部肠道症状很轻或缺如。按临床表现可分为以下三型。

（1）休克型（周围循环衰竭型）：较为常见，以感染性休克为主要表现。表现为面色苍白、四肢厥冷、皮肤花斑、发绀、心率快、脉细速甚至不能触及，血压逐渐下降甚至测不出，并可出现心、肾功能不全及意识障碍等。

（2）脑型（呼吸衰竭型）：以中枢神经系统症状为主要临床表现。患者可出现剧烈头痛、频繁呕吐，典型呈喷射状呕吐；伴嗜睡或烦躁等不同程度的意识障碍。危重者可出现中枢性呼吸衰竭。此型较为严重，病死率高。

（3）混合型：此型兼有上两型的表现，病情最为凶险，病死率很高（90%以上）。

（二）慢性菌痢

菌痢反复发作或迁延不愈达 2 个月以上者，即为慢性菌痢。根据临床表现可以分为慢性迁延型、急性发作型、慢性隐匿型，以慢性迁延型最为多见。

1. 慢性迁延型

急性菌痢发作后，迁延不愈，时轻时重。长期出现腹痛、腹泻、稀黏液便或脓血便，或便秘与腹泻交替出现。常有左下腹压痛，可扪及增粗的乙状结肠，呈条索状。

2. 急性发作型

有慢性菌痢史，间隔一段时间又出现急性菌痢的表现，但发热等全身毒血症状不明显。常因进食生冷食物或受凉、劳累等因素诱发。

3. 慢性隐匿型

有急性菌痢史，无明显临床症状，但大便培养可检出志贺菌，结肠镜检查可发现黏膜炎症或溃疡等病变。

六、实验室及其他检查

1. 血常规

急性菌痢白细胞总数可轻至中度增多，以中性粒细胞为主，可达（10～20）×10^9/L。

2. 粪便常规

多为黏液脓血便，镜检可见白细胞（≥15 个 / 高倍视野）、脓细胞和少数红细胞，如有巨噬细胞则有助于诊断。

3. 细菌培养

粪便培养出痢疾杆菌对诊断及指导治疗都有重要价值。在抗菌药物使用前采集新鲜标本，取脓血部分及时送检和早期多次送检均有助于提高细菌培养阳性率。采集标本时间也可影响阳性率，发病第 1 日阳性率最高，可达 50%，第 6 日降至 35%，第 10 日为 14.8%。

4. 免疫学检查

国内采用免疫荧光菌球法，方法简便，灵敏性及特异性均高，采样后 8h 即可做出诊断，且细菌可继续培养并做药物敏感试验。

5. 乙状结肠镜检查

急性期肠黏膜弥漫性充血、水肿，大量渗出，有浅表溃疡，有时有假膜形成；慢性期肠黏膜呈颗粒状，可见溃疡或息肉形成，自病变部位刮取分泌物做培养，可提高检出率。

七、并发症

（1）志贺菌败血症：发病率为 0.4%～7.5%，主要见于婴幼儿、有营养不良或免疫功能低下者。其临床表现主要为严重的菌痢。

（2）溶血尿毒综合征：主要表现为溶血性贫血、血小板减少和急性肾衰竭等。本病预后较差。

（3）关节炎：急性期或恢复期偶可并发大关节的渗出性关节炎，局部肿胀疼痛，无后遗症。用糖皮质激素治疗可以迅速缓解。

（4）赖特综合征：以关节炎、尿道炎和结膜炎三联征为特征的一种特殊临床类型的反应性关节炎，常表现为突发性急性关节炎并且伴有独特的关节外皮肤黏膜症状。眼部炎症及尿道炎于数天至数周内消失，关节炎症状可长达数月至数年。

八、诊断

根据流行病学史、临床表现、实验室检查等综合分析，作出诊断。

1. 疑似病例

腹泻，有脓血便、黏液便、水样便或稀便，伴里急后重，尚未确定其他原因引起的腹泻者。

2. 临床诊断病例

同时具备以下 3 点：

（1）有不洁饮食和（或）与菌痢患者接触史。

（2）具有菌痢的临床表现。

（3）粪便常规检查白细胞或脓细胞≥15 个 / 高倍视野，可见红细胞。

3. 确诊病例

疑似病例或临床诊断病例粪便培养到志贺菌或志贺菌核酸检测阳性。

九、鉴别诊断

1. 急性菌痢

（1）急性阿米巴痢疾：鉴别要点参见表 2-4。

表 2-4 细菌性痢疾与急性阿米巴痢疾的鉴别

鉴别要点	细菌性痢疾	急性阿米巴痢疾
病原体	志贺菌	阿米巴滋养体
流行病学	散发性，可流行	散发性
潜伏期	数小时至 7 天	数周至数月

续表

鉴别要点	细菌性痢疾	急性阿米巴痢疾
临床表现	多有发热及毒血症状，腹痛重，有里急后重，腹泻每天十多次或数十次，多为左下腹压痛	多不发热，少有毒血症状，腹痛轻，无里急后重，腹泻每天数次，多为右下腹压痛
粪便检查	便量少，黏液脓血便，镜检有大量白细胞及红细胞，可见吞噬细胞。粪便培养有志贺菌生长	便量多，暗红色果酱样便，腥臭味浓，镜检白细胞少，红细胞多，有夏科-莱登晶体。可找到溶组织内阿米巴滋养体
血白细胞	总数及中性粒细胞明显增多	早期略增多
结肠镜检查	肠黏膜弥漫性充血、水肿及浅表溃疡，病变以直肠、乙状结肠为主	肠黏膜大多正常，其中有散在深切溃疡，其周围有红晕，病变主要在盲肠、升结肠，其次为乙状结肠和直肠

（2）细菌性胃肠型食物中毒：因进食被沙门氏菌、金黄色葡萄球菌、副溶血弧菌、大肠埃希菌等病原菌或它们产生的毒素污染的食物引起。有进食同一食物的集体发病史，大便镜检通常白细胞不超过 5 个 / 高倍视野。确诊有赖于从可疑食物及患者呕吐物、粪便中检出同一细菌或毒素。

（3）急性出血坏死性小肠炎：多见于青少年。有发热、腹痛、腹泻及血便。毒血症严重，短期内出现休克。大便镜检以红细胞为主。常有全腹压痛及严重腹胀。大便培养无志贺菌。

2. 慢性菌痢

需与慢性阿米巴痢疾、结直肠癌、慢性血吸虫病及溃疡性结肠炎相鉴别，确诊依赖于病理、结肠镜检查或特异性病原学检查。

3. 中毒型菌痢

（1）休克型：需与其他细菌引起的感染性休克相鉴别，血及粪便培养检测出不同致病菌有助于鉴别。

（2）脑型：需与流行性乙型脑炎（简称乙脑）相鉴别。乙脑意识障碍及脑膜刺激征明显，循环衰竭少见，脑脊液可有蛋白及白细胞增高，乙脑病毒特异性 IgM 阳性可资鉴别。

十、治疗

（一）一般治疗

（1）应实施消化道隔离，隔离至临床症状消失、大便培养连续 2 次阴性后。以流食为主，忌食生冷、油腻及刺激性食物，出现脱水征象时，及时补液，以口服补液为主，不能口服者需静脉补液。

（2）发热以物理降温为主，体温超过 38.5℃可应用退热药物治疗，如对乙酰氨基酚、布洛芬等；如出现剧烈腹痛，可使用解痉止痛类药物，如颠茄片、山莨菪碱、阿托品等。

（二）病原治疗

选择药物需结合本地流行株药敏结果，首选口服抗菌药物，严重病例可静脉给药，疗程 3～5 天。常用抗菌药物包括以下几种：

1. 氟喹诺酮类药物

环丙沙星、左氧氟沙星等。环丙沙星 500mg，口服，2 次/天；0.4g，静脉滴注，每 12h1 次。左氧氟沙星 500mg，口服，1 次/天。在与监护人充分沟通并签署知情同意书的情况下，儿童可使用环丙沙星：每天 10～15mg/kg，分 3 次口服。

2. 磺胺类

复方磺胺甲噁唑（TMP-SMZ），成人：TMP160mg/SMZ800mg，口服，2 次/天；儿童：2 个月以下婴儿禁用，2 个月以上体重 40kg 以下婴幼儿 TMP（4～8mg/kg）/SMZ（20～40mg/kg），口服，2 次 / 天。体重≥40kg 的小儿用量同成人常用量。

3. 头孢菌素类

成人：头孢曲松 1.0～2.0g，静脉滴注，1 次 / 天；头孢噻肟 2.0g，静脉滴注，每 8h 一次。

儿童：头孢曲松 50～100mg/kg，静脉滴注，每天一次；头孢噻肟 150～200mg/（kg·d），静脉滴注，分 3～4 次。

（三）重型和中毒型菌痢的治疗

毒血症严重时可短期小剂量糖皮质激素治疗。中毒性菌痢出现休克或多脏器功能障碍时，应立即进行液体复苏、纠正酸中毒及给予脏器功能支持等治疗。

抗菌药物选择基本与急性菌痢相同，但应先采用静脉给药，可选用环丙沙星、左氧氟沙星等喹诺酮类或第三代头孢菌素类抗生素。病情好转后改为口服，剂量和疗程同急性菌痢。

十一、预防

1. 管理传染源

急、慢性患者和带菌者应隔离或定期进行访视管理，并给予彻底治疗，隔日 1 次大便培养，连续 2 次阴性才可解除隔离。从事饮食业、保育及水厂工作的人员，必须定期进行大便培养，更需做较长期的追查，必要时暂时调离工作岗位。

2. 切断传播途径

养成良好的卫生习惯，特别注意饮食和饮水卫生。抓好"三管一灭"，即饮水、饮食、粪便的管理，消灭苍蝇。

第四节 霍 乱

霍乱是由霍乱弧菌引起的烈性肠道传染病，以剧烈的腹泻和呕吐、脱水、肌肉痉挛、周围循环衰竭为主要临床表现，诊治不及时易致死亡。本病主要经水传播，具有发病急、传播迅速、发病率高、常在数小时内可致人死亡等特点，对人类生命健康造成很大威胁。在我国，霍乱属于甲类传染病。

一、病原学

霍乱弧菌属于弧菌科弧菌属，为革兰染色阴性、有单端鞭毛的短小稍弯曲杆状菌。根据菌体表面脂多糖抗原（O 抗原）的不同，目前已发现超过 200 个不同的血清群，引起霍乱暴发流行的主要是 O1 群和 O139 群的霍乱弧菌。霍乱弧菌对低温和碱的耐受力较强；对热、干燥、日光直射、酸和强氧化剂敏感；$100℃\ 1min$ 及常用消毒剂可使其灭活。

二、流行病学

1. 传染源

患者和带菌者是霍乱的传染源。

2. 传播途径

霍乱是肠道传染病，患者及带菌者的粪便和其他排泄物污染水源和食物后可引起传播。

3. 人群易感性

人群对霍乱弧菌普遍易感，本病隐性感染较多，而有临床症状的显性感染则较少。病后可获得一定免疫力。

三、发病机制

霍乱弧菌经口摄入，穿过胃酸屏障后定植于小肠并大量繁殖，通过鞭毛活动、黏蛋白溶解酶、黏附素以及细菌的化学趋化作用等黏附于肠黏膜上皮细胞表面。霍乱弧菌产生的霍乱毒素（CT）为主要致泻因子。霍乱毒素由一个 A 亚单位和五个 B 亚单位组成，霍乱毒素与肠黏膜接触后，B 亚基与小肠黏膜上皮细胞中的神经节苷脂（GM）受体结合，促使 A 亚单位通过内吞作用进入细胞内。A 亚单位激活腺苷酸环化酶，导致细胞内环磷酸腺苷（cAMP）水平显著升高，刺激肠黏膜细胞过度分泌水、氯化物和碳酸氢盐，同时抑制绒毛膜细胞对钠、氯离子的重吸收，使水和氯化钠等在肠腔内聚集，引起特征性的水样腹泻。

四、临床表现

潜伏期一般为 1～5 天，多为 1～2 天。

（一）临床表现

典型霍乱病例的病程分为三期。

1. 泻吐期

以腹泻、腹部不适起病，初始为水样、带粪质、有鱼腥味，含有斑片状黏液的水样便，迅速变为米泔水样或无色透明水样，少数重症患者偶有出血，大便呈洗肉水样。呕吐多在腹泻后出现，常为喷射性和连续性，呕吐物先为胃内容物，后为清水样。多无发热、里急后重，少数可因腹直肌痉挛而出现腹痛。

2. 脱水期

频繁的腹泻和呕吐导致大量水和电解质丢失，患者迅速出现脱水和微循环衰竭。重型患儿排便速度可达到 10～20mL/（kg·h）。严重脱水的典型表现为脉搏微弱或消失，呼吸窘迫、窒息，甚至意识丧失。此期一般为数小时至 2～3 天。

3. 恢复期

症状缓解，腹泻次数减少。约 1/3 患者有反应性发热，极少数患者（尤其是儿童）可有高热。

（二）临床分型

根据临床表现及病情严重程度，将霍乱分为轻、中、重三型。

1. 轻型

腹泻每天不超过 10 次，为软便、稀便或稀水样便，个别为黏液血便，无腹痛或仅有腹部不适感，多无发热、无脱水表现，尿量正常，血压正常。

2. 中型

有典型泻吐症状，腹泻次数多、量大，轻到中度脱水，可有少尿。血压可下降，但无明显休克表现。

3. 重型

腹泻数十次或不可计数，重度脱水，少尿、无尿，可出现休克。出现极度烦躁，甚至昏迷，皮肤弹性消失，眼窝深凹，指纹干瘪，明显发绀，严重肌肉痉挛，脉搏微弱或无法触及。部分病例以休克为首发症状，泻吐较轻或缺如，可因循环衰竭危及生命，故又称"中毒型"或"干性霍乱"。

五、实验室检查

1. 一般检查

（1）血常规：脱水患者红细胞、白细胞计数升高。

（2）尿常规：尿中可有少量蛋白、红细胞、白细胞及管型，脱水严重者尿比重增高。

（3）便常规：可见黏液和少许红、白细胞。

（4）血生化：血钾、血钠、血氯、血钙下降，尿素氮和肌酐升高，二氧化碳结合力升高。血浆蛋白及血浆比重等增高，血液黏稠度增加。

2. 病原学检查

（1）动力 - 制动试验：粪便悬滴显微镜检查动力 - 制动试验阳性，常作为快速筛查手段。

（2）霍乱弧菌快速抗原检测：粪便、呕吐物或肛拭子标本的霍乱弧菌抗原检测阳性，可作为快速筛查的辅助手段。

（3）培养：粪便、呕吐物或肛拭子标本培养到霍乱弧菌。

（4）核酸检测：粪便、呕吐物或肛拭子标本霍乱弧菌 CT 毒素基因、种特异性基因、O1 群或 O139 群脂多糖特异性基因核酸检测阳性。

六、并发症

1. 电解质紊乱

钠、钾、钙的大量丢失导致低钾血症、低钠血症、低钙血症，可出现心律失常、意识淡漠、四肢抽搐等。

2. 代谢性酸中毒

碳酸氢盐的大量丢失，以及低血容量、组织灌注不足均可导致代谢性酸中毒，患者常表现为 Kussmaul 呼吸（深大呼吸、过度通气）。

3. 急性肾衰竭

低血容量性休克未纠正可导致急性肾衰竭，低钾血症也可加重肾功能损害。临床表现为少尿及氮质血症，严重者出现无尿，可因尿毒症而死亡。

七、诊断

根据流行病学史、临床表现、实验室检查等综合分析，作出诊断。

1. 疑似病例

具有上述霍乱临床表现，符合以下任一项者：

（1）5 天内有霍乱流行地区旅居史、不洁饮水或饮食史、与疑似霍乱患者或带菌者有共同暴露史或密切接触史；

（2）粪便、呕吐物或肛拭子标本霍乱弧菌抗原检测或动力 - 制动试验阳性；

（3）粪便、呕吐物或肛拭子标本培养到 O1 群或 O139 群霍乱弧菌，但未进行 CT 毒素基因检测。

2. 临床诊断病例

疑似病例日常生活用品或家居环境中培养到 O1 群或 O139 群霍乱弧菌产毒株。

3. 确诊病例

疑似或临床诊断病例符合以下任一项者：

（1）粪便、呕吐物或肛拭子标本培养到 O1 群或 O139 群霍乱弧菌产毒株；

（2）粪便、呕吐物或肛拭子标本霍乱弧菌 CT 基因、种特异性基因、O1 群或 O139 群脂多糖特异性基因核酸检测阳性。

4. 带菌者

无霍乱临床表现，但标本培养到 O1 群或 O139 群霍乱弧菌产毒株。

八、鉴别诊断

1. 急性细菌性胃肠炎

本病起病急骤，同食者常集体发病。且往往是先吐后泻，排便前有阵发性腹痛。粪便常为黄色水样便或偶带脓血。

2. 病毒性胃肠炎

患者一般有发热，除腹泻、呕吐外可伴有腹痛、头痛和肌痛，少数有上呼吸道症状。大便为黄色水样便，粪便中能检出病毒抗原。

3. 急性细菌性痢疾

典型患者有发热、腹痛、里急后重和脓血便，易与霍乱鉴别。轻型患者仅腹泻黏液稀便，需与轻型霍乱鉴别，主要依靠粪便细菌学检查鉴别。

九、治疗

治疗原则：按甲类传染病的相关要求隔离。及时补液，辅以抗菌及其他对症治疗。

按甲类传染病进行严格隔离。及时上报疫情。确诊患者和疑似病例应分别隔离，患者排泄物应彻底消毒。患者症状消失后，隔日粪便培养一次，连续两次粪便培养阴性方可解除隔离。

（一）补液治疗。

及时正确补液是治疗霍乱的关键。根据患者脱水程度，计算补充液体量，包括累计损失量、继续损失量和生理需要量。

轻度、中度和重度脱水 24h 补液量分别为 3000～4000mL、4000～8000mL 和 8000～12000mL 或更多（儿童分别为 120～

150mL/kg、150～200mL/kg 和 200～250mL/kg）。

轻、中度及不伴有休克的重度脱水患者以口服补液为主，无法接受口服补液和重度脱水伴有休克患者应采用静脉补液，静脉补液遵循"早期、快速、足量，先盐后糖、先快后慢、纠酸补钙和见尿补钾"原则。

对老年人、婴幼儿及心肺功能不全的患者补液不宜过快，边补边观察治疗反应。

（1）口服补液：治疗最初 6h，口服补液盐（ORS）成人 750mL/h，体重 20kg 以下儿童 250mL/h。以后每 6h 的口服补液量为前 6h 泻吐量的 1.5 倍。每 1～2h 评估一次病情，根据补液效果进行调整。

（2）静脉补液：首选 541 液（生理盐水 550mL+5% 碳酸氢钠溶液 80mL+10% 葡萄糖溶液 360mL+10% 氯化钾溶液 10mL），也可选林格液。初始（3h，婴儿 6h）补液量 100mL/kg，其中最初半小时（婴儿 1h）为 30mL/kg。

补液过程中每 1～2h 进行评估，如未改善，可加快补液。3h 后（婴儿 6h 后）再次评估，根据情况选择后续的补液方案，直至休克纠正。应于 8～12h 内补充入院前累计损失量及入院后的继续损失量和每天生理需要量。如脱水改善且能饮水，应由静脉补液转为口服补液。

（二）抗菌治疗

应用抗菌药物控制病原菌后能缩短病程，减少腹泻次数和迅速从粪便中清除病原菌。但仅作为液体疗法的辅助治疗。抗菌药物包括氟喹诺酮类、四环素类和大环内酯类，首选口服给药，呕吐严重或无法口服时静脉给药。

1. 氟喹诺酮类

（1）环丙沙星：成人 1g，单次口服；8 岁以上儿童 15mg/（kg·次）（最大剂量不超过 500mg），口服，2 次 / 天，疗程 3 天。

（2）左氧氟沙星：成人 500～750mg/ 次，口服或静脉滴注，1 次 / 天，疗程 3 天。

2. 四环素类

多西环素：成人 100mg/ 次，口服，2 次 / 天；8 岁以上儿童 2～3mg/（mg·kg）（最大剂量不超过 100mg），口服，2 次 / 天。疗程 3 天。

3. 大环内酯类

（1）阿奇霉素：成人 1g，儿童 20mg/kg，单次口服。成人 500mg，静脉滴注，1 次 / 天，疗程 3 天，或第 1 天 500mg，第 2～5 天 250mg，静脉滴注，1 次 / 天。儿童 10mg/kg，静脉滴注，1 次 / 天，疗程 3 天，或第 1 天 10mg/kg，第 2～5 天 5mg/kg，静脉滴注，1 次 / 天。

（2）红霉素：成人 250～500mg/ 次，口服，4 次 / 天；儿童 10mg/（mg·kg）（最大剂量不超过 500mg），口服，4 次 / 天。疗程 3 天。

（三）对症治疗

对于重症患者，经补足液体、纠正酸中毒后，组织灌注仍不足者，可使用血管活性药物。注意控制输液速度，避免出现高血容量和急性肺水肿。同时，纠正电解质紊乱，5 岁以下儿童注意补锌。急性肾衰竭符合血液透析指征时给予血液透析治疗。

十、预防

（1）一般预防措施：注意饮食卫生，尤其在霍乱流行季节以及到霍乱流行地区旅行时，不喝生水、不吃生冷或未烹熟的海鲜、水果、蔬菜等。

（2）疫苗接种：在霍乱流行地区居住的人员，无疫苗接种禁忌证者可接种霍乱疫苗；到霍乱流行地区旅行或工作的人员，建议提前 3 周或 4 周接种霍乱疫苗。

第五节　伤寒与副伤寒

伤寒是由伤寒杆菌引起的一种急性肠道传染病。临床特征为持续发热、表情淡漠、相对缓脉、玫瑰疹、肝脾肿大和白细胞减少等。

副伤寒是由副伤寒甲、乙、丙杆菌引起的一组细菌性传染病，其临床过程和治疗与伤寒大致相同。本节主要介绍伤寒。

一、病原学

伤寒杆菌属沙门菌属 D 组，革兰染色阴性。伤寒杆菌具有脂多糖菌体抗原（O 抗原）和鞭毛抗原（H 抗原），可刺激机体产生特异性、非保护性 IgM 与 IgG 抗体。伤寒杆菌不产生外毒素，但其菌体裂解后会释放内毒素。

二、流行病学

1. 传染源

带菌者或患者为伤寒的唯一传染源。

① 伤寒患者在潜伏期已经从粪便排菌，称为潜伏期带

菌者。

② 恢复期仍然排菌但在 3 个月内停止者，称暂时带菌者。

③ 恢复期排菌超过 3 个月者，称慢性带菌者。

2. 传播途径

伤寒杆菌通过粪 - 口途径感染人体。水源被污染是本病最重要的传播途径，常可引起暴发流行。食物被污染是传播伤寒的主要途径。日常生活密切接触是伤寒散发流行的传播途径，苍蝇和蟑螂等媒介可机械性携带伤寒杆菌引起散发流行。

3. 人群易感性

未患过伤寒和未接种过伤寒疫苗的个体，均属易感。伤寒发病后可获得较稳固的免疫力，第二次发病少见。伤寒和副伤寒之间没有交叉免疫。

4. 流行特征

伤寒可发生于任何季节，但以夏秋季多见。发病以学龄期儿童和青年人多见。

三、发病机制和病理

当胃酸的 pH 值小于 2 时伤寒杆菌很快被消灭，未被胃酸杀灭的部分伤寒杆菌将到达回肠下段，穿过黏膜上皮屏障，侵入回肠集合淋巴结，在单核吞噬细胞内繁殖形成初发病灶；进一步侵犯肠系膜淋巴结，经胸导管进入血液，形成第一次菌血症。此时，临床上处于潜伏期。伤寒杆菌被单核 - 巨噬细胞系统吞噬、繁殖后再次进入血液，形成第二次菌血症。伤寒杆菌向肝、脾、胆、骨髓、肾和皮肤等器官组织播散，肠壁淋巴结出现髓样肿胀、增生、坏死，临床上处于初期和极期（相当于病程第 1～3 周）。在胆道系统内大量繁殖的伤寒杆菌随胆汁排到肠道，一部分随粪便排出体外，一部分经肠道黏膜再次侵入肠壁淋巴结，使原先致敏的淋巴组织发生更严重的炎症反应，可引起溃疡形成，临床上处于缓解期（相当于病程第3～4周）。随着机体免疫力的增强，伤寒杆菌在血液和各个脏器中被清除，肠壁溃疡愈合，临床上处于恢复期。

巨噬细胞吞噬伤寒杆菌、红细胞、淋巴细胞及细胞碎片，称为"伤寒细胞"。伤寒细胞聚集成团，形成小结节，称为"伤寒小结"或"伤寒肉芽肿"，具有病理诊断意义。

四、临床表现

潜伏期通常为7～14天。

1. 典型伤寒

（1）初期：为病程的第1周。起病缓慢，最早出现的症状是发热，发热前可伴有畏寒，寒战少见；热度呈阶梯形上升，在3～7天后逐步到达高峰，可达39～40℃。还可伴有全身疲倦、乏力、头痛、干咳、食欲减退、恶心、呕吐胃内容物、腹痛、轻度腹泻或便秘等。右下腹可有轻压痛。部分患者此时已能扪及肿大的肝脏和脾脏。

（2）极期：为病程的第2～3周。出现伤寒特征性的临床表现。

A. 持续发热：体温上升到达高热以后，多呈稽留热型。如果没有进行有效的抗菌治疗，热程可持续2周以上。

B. 神经系统中毒症状：由于内毒素的致热和毒性作用，患者表现为表情淡漠、呆滞、反应迟钝、耳鸣、重听或听力下降，严重者可出现谵妄、颈项强直（虚性脑膜炎的表现），甚至昏迷。儿童可出现抽搐。

C. 相对缓脉：成年人多见，并发心肌炎时相对缓脉不明显。

D. 玫瑰疹：大约一半以上的患者，在病程 7～14 天可出现淡红色的小斑丘疹，称为玫瑰疹。直径 2～4mm，压之退色，多在 10 个以下，主要分布在胸、腹及肩背部，四肢罕见，一般在 2～4 天内变暗淡、消失，可分批出现。有时可变成压之不退色的小出血点。

E. 消化系统症状：大约半数患者可出现腹部隐痛，位于右下腹或呈弥漫性。便秘多见。仅有 10% 左右的患者出现腹泻，多为水样便。右下腹可有深压痛。

F. 肝脾肿大：大多数患者有轻度的肝脾肿大。

（3）缓解期：为病程的第 4 周。体温逐步下降，神经、消化系统症状减轻。应注意的是，由于本期小肠病理改变仍处于溃疡期，还有可能出现肠出血、肠穿孔等并发症。

（4）恢复期：为病程的第 5 周。体温正常，神经、消化系统症状消失，肝脾恢复正常。

由于积极推行预防接种以及多数患者能得到及时诊断和有效的抗菌治疗，目前具有典型临床表现的患者已不多见。

2. 其他类型

根据所感染伤寒杆菌的数量和毒力、患者的发病年龄、机体免疫状态、是否存在基础疾病以及使用有效抗菌药物的早晚等因素，除典型伤寒之外，还有以下几种临床类型。

（1）轻型：见于儿童，或者发病初期使用过有效抗菌药物以及曾经接受过伤寒菌苗预防的患者。全身毒血症状轻，病程短，1～2 周可恢复健康。由于临床特征不典型，容易出现漏诊或误诊。

（2）暴发型：急性起病，毒血症状严重，高热或体温不升，常并发中毒性脑病、心肌炎、肠麻痹、中毒性肝炎或休克等。

（3）迁延型：常见于原先有慢性乙型肝炎、胆道结石或慢性血吸虫病等消化系统基础疾病的患者。起病初期的表现与典型伤寒相似，但发热可持续5周以上至数月之久，呈弛张热或间歇热，肝脾肿大明显。

（4）逍遥型：起病初期症状不明显，患者能照常生活，甚至工作，部分患者直至发生肠出血或肠穿孔才被诊断。

3. 特殊临床背景下以及病程发展阶段中伤寒的特点

（1）小儿伤寒：年龄越小临床表现越不典型。一般起病比较急，呕吐和腹泻等胃肠症状明显，热型不规则，便秘较少见。多数患儿无相对缓脉，玫瑰疹较少见，肝脾肿大明显。外周血白细胞计数可不减少。容易并发支气管炎或肺炎，肠出血和肠穿孔少见。

（2）老年伤寒：体温通常不高，多汗时容易出现虚脱。病程迁延，恢复期长。并发支气管肺炎和心力衰竭多见，病死率较高。

（3）再燃：部分患者于缓解期，体温还没有下降到正常时又重新升高，持续5～7天后退热，称为再燃。此时血培养可再次出现阳性，可能与伤寒杆菌菌血症尚未得到完全控制有关。有效和足量的抗菌药物治疗可减少或杜绝再燃。

（4）复发：10%～20%用氯霉素治疗的患者在退热后1～3周临床症状再度出现，称为复发。此时血培养可再呈阳性结果，与病灶内的细菌未被完全清除，重新进入血液有关。少数患者可有2次以上复发。

五、实验室检查

1. 常规检查

（1）外周血常规：白细胞计数一般为（3～5）×10⁹/L，中性粒细胞减少。嗜酸性粒细胞减少或消失，病情恢复后逐渐回升到正常，复发时再度减少或消失。嗜酸性粒细胞计数对诊断和评估病情均有重要的参考价值。

（2）尿常规：从病程第 2 周开始可有轻度蛋白尿或少量管型。

（3）粪便常规：腹泻患者大便中可见少许白细胞。并发肠出血时可出现潜血试验阳性或肉眼血便。

2. 细菌学检查

（1）血培养：病程第 1～2 周阳性率最高，可达 80%～90%，第 2 周后逐步下降，第 3 周末降至 50% 左右，以后迅速降低。再燃和复发时可出现阳性。

（2）骨髓培养：骨髓培养的阳性率比血培养稍高，可达80%～95%。对血培养阴性或使用过抗菌药物的诊断有困难的疑似患者，骨髓培养更有助于诊断。

（3）粪便培养：病程第 2 周起阳性率逐渐增加，第 3～4周阳性率最高，可达 75%。

3. 血清学检查

肥达试验，其原理是采用伤寒杆菌菌体抗原（O）、鞭毛抗原（H）及副伤寒甲、乙、丙杆菌鞭毛抗原，采用凝集法分别测定患者血清中相应抗体的凝集效价。多数患者在病程第 2周起出现阳性，第 3 周阳性率约为 50%，第 4～5 周可上升至80%，痊愈后阳性可持续几个月。

六、诊断

1. 流行病学特点

当地的伤寒疫情特点，既往是否进行伤寒疫苗预防接种，有无伤寒史，最近是否与伤寒患者或疑似患者有接触，以及夏秋季发病等流行病学资料均有重要的诊断参考价值。

2. 临床症状及体征

持续发热 1 周以上，伴全身中毒症状，表情淡漠、食欲下降、腹胀；胃肠症状，腹痛、腹泻或便秘；以及相对缓脉，玫瑰疹和肝脾肿大等体征。如并发肠穿孔或肠出血对诊断更有帮助。

3. 实验室依据

血和骨髓培养阳性有确诊意义。外周血白细胞数减少、淋巴细胞比例相对增多，嗜酸性粒细胞减少或消失。肥达试验阳性有辅助诊断意义。

七、治疗

1. 一般治疗

（1）消毒和隔离：患者入院以后应按照肠道传染病常规进行消毒隔离。临床症状消失后，每隔 5～7 天送粪便进行伤寒杆菌培养，连续 2 次阴性才可解除隔离。

（2）休息：发热期患者应卧床休息，退热后 2～3 天可在床上稍坐，退热后 1 周才可由轻度活动逐渐过渡至正常活动量。

（3）护理：观察体温、脉搏、血压和大便性状等变化。注意口腔和皮肤清洁，定期更换体位，预防压疮和肺部感染。

（4）饮食：发热期应给予流质或无渣半流质饮食，少量多餐。退热后饮食仍应从稀粥逐渐过渡到软质饮食，退热后 2 周才能恢复正常饮食。

2. 对症治疗

（1）降温措施：高热时可进行物理降温，使用冰袋冷敷和（或）25%～30% 乙醇四肢擦浴。发汗退热药如阿司匹林有时可引起低血压，以慎用为宜。

（2）便秘：可使用生理盐水 300～500mL 低压灌肠。无效时可改用 50% 甘油 60mL 或液状石蜡 100mL 灌肠。禁用高压灌肠和泻剂。

（3）腹胀：应减少进食豆奶、牛奶等容易产气的食物。腹部使用松节油涂擦，或者肛管排气。禁用新斯的明等促进肠蠕动的药物。

（4）腹泻：应选择低糖低脂肪的食物。酌情给予小檗碱（黄连素）0.3g，口服，每天 3 次，一般不使用阿片类药物，以免引起肠蠕动减弱，产生腹中积气。

（5）肾上腺皮质激素：仅用于出现谵妄、昏迷或休克等严重毒血症状的高危患者，应在有效足量的抗菌药物配合下使用，可降低死亡率。可选择地塞米松，2～4mg 静脉滴注，每天 1 次。或者氢化可的松，50～100mg 静脉滴注，每天 1 次。疗程一般 3 天。

3. 病原治疗

在没有伤寒药物敏感性试验的结果之前，伤寒经验治疗的首选药物为第三代喹诺酮类药物，儿童和孕妇伤寒患者宜首先应用第三代头孢菌素。

（1）第三代喹诺酮类药物

① 诺氟沙星：每次 0.2～0.4g，每天口服 3～4 次；疗程 14 天。

② 左氧氟沙星：每次 0.2～0.4g，每天口服 2～3 次；疗程 14 天。

③ 氧氟沙星：每次 0.2g，每天口服 3 次；疗程 14 天。对于重型或有并发症的患者，每次 0.2g，静脉滴注，每天 2 次，症状控制后改为口服，疗程 14 天。

④ 环丙沙星：每次 0.5g，每天口服 2 次；疗程 14 天。对

于重型或有并发症的患者，每次 0.2g，静脉滴注，每天 2 次，症状控制后改为口服，疗程 14 天。

（2）第三代头孢菌素

① 头孢噻肟：每次 2g，静脉滴注，每天 2 次；儿童，每次 50mg/kg，静脉滴注，每天 2 次，疗程 14 天。

② 头孢哌酮：每次 2g，静脉滴注，每天 2 次；儿童，每次 50mg/kg，静脉滴注，每天 2 次，疗程 14 天。

③ 头孢他啶（头孢噻甲羧肟）：每次 2g，静脉滴注，每天 2 次；儿童，每次 50mg/kg，静脉滴注，每天 2 次，疗程 14 天。

④ 头孢曲松：每次 1～2g，静脉滴注，每天 2 次；儿童，每次 50mg/kg，静脉滴注，每天 2 次，疗程 14 天。

（3）氯霉素：用于氯霉素敏感株。每次 0.5g，口服，每天 4 次；重型患者，每次 0.75～1g，静脉滴注，每天 2 次；体温正常后，剂量减半，疗程 10～14 天。新生儿、孕妇和肝功能明显异常的患者忌用；注意骨髓抑制的不良反应，外周白细胞少于 0.25×10^9/L 时停药，更换为其他抗菌药物。

（4）氨苄西林：用于敏感菌株的治疗。每次 4～6g，静脉滴注，每天 1 次，疗程 14 天。使用之前需要做皮肤过敏试验。如果出现皮疹，应及时停药，更换为其他抗菌药物。

（5）复方磺胺甲噁唑（SMZ-TMP）：用于敏感菌株的治疗。2 片 / 次，口服，每天 2 次，疗程 14 天。

4. 带菌者的治疗

氯霉素不适宜用于伤寒杆菌慢性带菌者的治疗。可选择下列治疗措施。

（1）氧氟沙星或环丙沙星：氧氟沙星，每次 0.2g，口服，每天 2 次；或者环丙沙星，每次 0.5g，口服，每天 2 次，疗程 4～6 天。

（2）氨苄西林或阿莫西林：氨苄西林每次 4～6g，静脉滴注，每天 1 次，使用前必须做皮肤过敏试验；或者阿莫西林，每次 0.5g，口服，每天 4 次；可联合丙磺舒，每次 0.5g，口服，每天 4 次，疗程 4～6 天。

（3）合并胆结石或胆囊炎的慢性带菌者：病原治疗无效时，需做胆囊切除，以根治带菌状态。

八、预防

1. 控制传染源

患者应按肠道传染病隔离。体温正常后的第 15 天才可解除隔离。如果有条件，症状消失后第 5 天和第 10 天各做一次尿、粪便培养，连续两次阴性，才能解除隔离。慢性携带者应调离饮食业，并给予治疗。接触者医学观察 15 天。

2. 切断传播途径

应做好水源管理、饮食管理、粪便管理和消灭苍蝇等卫生工作。要避免饮用生水，避免进食未煮熟的肉类食品，进食水果前应洗净或削皮。

3. 保护易感人群

对易感人群进行疫苗预防接种。

第六节　肠阿米巴病

阿米巴肠病又称阿米巴痢疾，是由致病性溶组织阿米巴原虫侵入结肠壁后所致的以痢疾症状为主的消化道传染病。

一、病原学

溶组织阿米巴为人体唯一致病性阿米巴，生活史包括滋养体期和包囊期。

滋养体在体外抵抗力弱，易死亡。包囊多见于隐性感染者及慢性患者粪便中，呈圆形。

二、流行病学

慢性患者、恢复期患者及无症状包囊携带者是本病主要传染源。通过污染的水源、蔬菜、瓜果、食物等经消化道传播，亦可通过污染的手、用品、苍蝇、蟑螂等间接经口传播。人群普遍易感，感染后不产生免疫力，故易再感染。

三、发病机制

溶组织内阿米巴经口感染入侵结肠壁引发疾病。4核包囊随粪便污染的水或食物进入消化道，至小肠下段经碱性消化液的作用脱囊，发育成4个小滋养体。在适宜条件下，小滋养体以二分裂方式增殖，并随粪便下行到结肠。当机体抵抗力下降，肠功能紊乱时，小滋养体进入肠壁黏膜，吞噬红细胞和组织细胞，转变为大滋养体，并大量分裂增殖，侵入肠黏膜，破坏组织形成小脓肿及潜形（烧杯状）溃疡，造成广泛组织破坏，大滋养体随坏死物质及血液由肠道排出，呈现痢疾样症状。在慢性病变中，黏膜上皮增生，溃疡底部形成肉芽组织，溃疡周围见纤维组织增生肥大。滋养体同时可以栓子形式流入肺、脑等，形成迁徙性脓肿。肠道滋养体亦可直接蔓延至周围组织，形成直肠阴道瘘或皮肤与黏膜溃疡等各种病变。

四、临床表现

潜伏期平均 1～2 周（4 日至数月），临床表现有不同类型。

1. 无症状型（包囊携带者）

此型临床常不出现症状，多于粪检时发现阿米巴包囊。

2. 普通型

起病多缓慢，全身中毒症状轻，常无发热，腹痛轻微，腹泻，每天便次多在 10 次左右，量中等，带血和黏液，血与坏死组织混合均匀呈果酱样，具有腐败腥臭味，含滋养体与大量成堆红细胞，为其特征之一。病变部位低可有里急后重感。腹部压痛以右侧为主。以上症状可自行缓解。

3. 轻型

见于体质较强者，症状轻微，每天排稀糊或稀水便 3～5 次以内，或腹泻与便秘交替出现，或无腹泻，仅感下腹不适或隐痛，粪便偶见黏液或少量血液，可查及包囊和滋养体。无并发症，预后佳。

4. 暴发型

起病急骤，有明显中毒症状，恶寒、高热、谵妄、中毒性肠麻痹等。剧烈腹痛与里急后重，腹泻频繁，每天数十次，甚至失禁，粪便呈血水、洗肉水或稀水样，颇似急性菌痢，但粪便奇臭，含大量活动阿米巴滋养体为其独有特征，腹部压痛明显。

5. 慢性型

常由急性期治疗不当所致，腹泻与便秘交替出现，使临床症状反复发作，迁延 2 个月以上或数年不愈。常因受凉、劳累、饮食不慎等而发作。患者常觉下腹部胀痛，久之出现乏力、贫血及营养不良。右下腹可触及增厚结肠，轻度压痛；肝脏可肿大，伴有压痛等。

五、实验室检查

（一）病原学检查

1. 粪便检查

（1）活滋养体检查法：常用生理盐水直接涂片法检查活动的滋养体，镜检可见黏液中含较多黏集成团的红细胞和较少的白细胞，有时可见夏科 - 雷登氏结晶和活动的滋养体，这些特点可与细菌性痢疾的粪便相区别。

（2）包囊检查法：临床上常用碘液涂片法，该法简便易行。

2. 组织检查

通过乙状结肠镜或纤维结肠镜直接观察黏膜溃疡，并做组织活检或刮拭物涂片，检出率最高。

（二）免疫学检查

间接血凝（IHA）的敏感度较高，对肠阿米巴病的阳性率达 98%，肠外阿米巴病的阳性率达 95%，而无症状的带虫者仅10%～40%；间接荧光抗体（IFA）敏感度稍逊于 IHA；酶联免疫吸附试验（ELISA）敏感性高、特异性高。

六、诊断

慢性腹泻或肠功能紊乱者，应疑诊为肠阿米巴病。

典型的痢疾样黏液血便，中毒症状轻，有反复发作倾向，粪便镜检找到吞噬红细胞的溶组织内阿米巴滋养体，可确诊为肠阿米巴病。

有典型症状但粪便未发现病原体时，可借助血清学检查或在谨慎观察下应用特效、窄谱杀阿米巴药，如有效可做出临床诊断。

七、鉴别诊断

（1）血吸虫病：有疫水接触史，起病较缓，间歇性腹泻，肝脾大，血嗜酸性粒细胞增高，粪便或肠黏膜活检找到虫卵、大便孵化阳性、血中查获虫卵可溶性抗原可确诊。

（2）肠结核：大多有原发结核病灶存在，患者有消耗性发热、盗汗、营养障碍，粪便多呈黄色稀糊状，带黏液而少脓血，腹泻与便秘交替出现。胃肠道 X 线检查有助于诊断。

（3）结肠癌：患者常年龄较大。左侧结肠癌者常伴有排便习惯改变，粪便变细含血液，有渐进性腹胀。右侧结肠癌常表现为进行性贫血、消瘦、不规则发热等，有排便不畅感，粪便多呈糊状，除隐血试验阳性，间或含有少量黏液外，绝少有鲜血。晚期大多可触及腹部肿块。钡剂灌肠和纤维肠镜检查有助于鉴别。

（4）慢性非特异性溃疡性结肠炎：临床上与慢性阿米巴肠病难以区别，多次病原体检查阴性，血清阿米巴抗体阴性，病原特效治疗无效时支持本病的诊断。

八、治疗

1. 一般治疗

急性期应卧床休息，患者应肠道隔离至症状消失、大便连续 3 次查不到滋养体和包囊。加强营养，必要时输液或输血。

2. 病原治疗

（1）甲硝唑（灭滴灵）：0.4～0.8g，每天 3 次，连服 5～7

日，儿童 35mg/（kg·d），分 3 次服，连用 3～5 日。不能口服者可静脉滴注。

（2）替硝唑：成人每天 2.0g，儿童每天 50mg/kg，清晨顿服，连用 3～5 日。

（3）二氯散糠酸酯（二氯尼特、糠酯酰胺）：0.5g，每天 3 次，连服 10 日。

（4）抗菌药物：巴龙霉素、土霉素均为 0.5g，每天 4 次，7～10 日为一疗程，红霉素 0.3g，每天 4 次，5～10 日一疗程。

九、预防

应讲究饮食卫生，不喝生水，不吃不洁瓜果、生蔬菜，养成餐前便后或制作食品前洗手等卫生习惯。加强粪便管理，因地制宜做好粪便无害化处理，改善环境卫生。保护公共水源，严防粪便污染。大力扑灭苍蝇、蟑螂，采用防蝇罩或其他措施，避免食物被污染。

第七节　甲型病毒性肝炎

甲型病毒性肝炎（甲型肝炎）是由甲型肝炎病毒（HAV）感染引起的、主要通过粪 - 口途径传染的自限性急性肠道传染病。大部分 HAV 感染表现为隐性或亚临床感染，少部分感染者在临床上表现为急性黄疸型肝炎 / 无黄疸型肝炎。

一、病原学

HAV 属微小 RNA 病毒科，目前 HAV 只有一个血清型和一个抗原 - 抗体系统，感染 HAV 早期产生 IgM 抗体，一般持续 8～12 周，少数持续 6 个月以上。

HAV 对外界抵抗力较强，耐酸碱，能耐受 60℃至少 30min，室温下可生存 1 周；于粪便中 25℃时能存活 30d，在贝壳类动物、污水、淡水、海水、泥土中能存活数月。采用紫外线（1.1W，0.9cm）1min、85℃加热 1min、甲醛（8%）25℃ 1min、碘（3mg/L）5min 或氯（游离氯浓度为 2.0～2.5mg/L）15min 可将其灭活。

二、流行病学

1. 传染源

急性期患者和隐性感染者为主要传染源，后者多于前者。粪便排毒期在起病前 2 周至血清 ALT 高峰期后 1 周；黄疸型患者在黄疸前期传染性最强；少数患者可延长至病后 30d。一般认为甲型肝炎病毒无携带状态。

2. 传染途径

HAV 主要由粪 - 口途径传播。粪便污染水源、食物、玩具等可引起流行。水源或食物污染可致暴发流行。

3. 易感人群

人群普遍易感。感染 HAV 后可获得持久免疫力，但与其他型肝炎病毒无交叉免疫性。

三、发病机制

甲型肝炎的发病机制尚未完全阐明。目前认为，其发病机制倾向于以宿主免疫反应为主。发病早期，可能由于 HAV 在肝细胞中大量复制及 $CD8^+$ 细胞毒性 T 细胞杀伤作用共同造成肝细胞损害。

四、临床表现

感染 HAV 后，不一定都出现典型的临床症状，大部分患者感染后没有任何症状，甚至肝功能也正常，而到恢复期却产生抗 HAV-IgG，为亚临床型感染。经过 2～6 周的潜伏期（平均为 30d），少部分患者可出现临床症状，主要表现为急性肝炎，少数患者可表现为淤胆型肝炎和急性或亚急性重型肝炎。

1. 急性黄疸型肝炎

80% 患者以发热起病，伴乏力，四肢酸痛，似"感冒"。热退后患者出现食欲缺乏，伴恶心或呕吐、腹胀等消化道症状，临床似"急性胃肠炎"。皮肤及巩膜出现黄染，尿颜色深，似浓茶色。极少数患者临床症状重，可出现腹腔积液、肝性脑病及出血倾向等肝功能衰竭的表现。总病程为 2～4 个月。

2. 急性无黄疸型肝炎

占 50%～90%，尤以儿童多见。起病较缓，症状较轻，恢复较快，病程大多在 2 个月内。

五、辅助检查

（一）肝功能及凝血检查

丙氨酸转氨酶（ALT）、天冬氨酸转氨酶（AST）明显升高，AST/ALT 比值常＜10。如果患者出现 ALT 快速下降，而胆红素不断升高（即酶胆分离）或 AST/ALT＞1，常提示肝细胞大量坏死。如果直接胆红素 / 总胆红素＞10%，且伴血清谷氨酰转肽酶（γ-GT）、碱性磷酸酶（ALP）升高，则提示肝内胆汁淤积。绝大部分患者血清白蛋白及 γ 球蛋白、凝血因子活动度（PTA）均在正常范围。PTA＜40% 是诊断重型肝炎（肝衰竭）的重要依据之一，亦是判断其预后的重要指标。

（二）病原学检查

1. 抗 HAV-IgM

在病程早期即为阳性，3～6 个月后转阴，极少部分患者的抗 HAV-IgM 在 6 个月后才转阴，因而是早期诊断甲型肝炎最简便而可靠的血清学标志。但应注意，接种甲型肝炎疫苗后 2～3 周，有 8%～20% 接种者可呈抗 HAV-IgM 阳性。

2. 抗 HAV-IgG

于 2～3 个月达高峰，持续多年或终身。因此，它只能提示感染 HAV，而不能作为诊断急性甲型肝炎的指标。

3.HAV-RNAPCR

检测血液或粪便中 HAV-RNA，阳性率低，临床很少采用。HAV-RNA 载量与轻 - 中度甲型肝炎患者血清 ALT、PTA 正相关，而与严重甲型肝炎患者血清 ALT、PTA 水平无明显相关。但是，HAV-RNA 载量与血清 C- 反应蛋白呈正相关，与外周血血小板计数呈负相关。

六、诊断及鉴别诊断

（一）诊断依据

1. 流行病学资料

发病前是否到过甲型肝炎流行区，有无进食未煮熟海产品（如毛蚶、蛤蜊等）、不洁饮食及饮用可能被污染的水等病史。

2. 临床特点

起病较急，以"感冒"样症状起病，常伴乏力、食欲差、恶心、呕吐、尿颜色深（似浓茶色）等症状。

3. 病原学诊断

血清抗 HAV-IgM 阳性，是临床确诊甲型肝炎的依据。

4. 临床要注意的特殊情况

（1）HAV 混合感染/重叠感染：患者原有慢性 HBV 感染或其他慢性肝脏疾病，出现上述临床症状；或原有慢性肝炎、肝硬化病情恶化，均应考虑重叠感染甲型病毒性肝炎的可能，应及时进行有关病原学指标检测。

（2）甲型肝炎所致重型肝炎（急性肝衰竭）：占 0.5%～1.5%。早期表现为极度疲乏；严重消化道症状如腹胀、频繁呕吐、呃逆；黄疸迅速加深，出现胆酶分离现象；中晚期表现出血倾向、肝性脑病、腹腔积液等严重并发症，PTA＜40%。

（二）鉴别诊断

1. 其他原因引起的黄疸

（1）溶血性黄疸：常有药物或感染等诱因，表现为贫血、腰痛、发热、血红蛋白尿、网织红细胞升高，黄疸大都较轻，主要为间接胆红素升高，ALT、AST 无明显升高。

（2）梗阻性黄疸：常见病因有胆石症、壶腹周围癌等。有原发病症状、体征，肝功能损害轻，以直接胆红素升高为主，B 超等影像学检查显示肝内外胆管扩张。

2. 其他原因引起的肝炎

（1）急性戊型肝炎：老年人多见，临床表现与甲型肝炎相似。根据病原学检查可鉴别。

（2）药物性肝损害：有使用肝损害药物的明确病史，临床常表现为发热伴皮疹、关节痛等症状。部分患者外周血嗜酸性粒细胞增高，肝炎病毒标志物阴性。

（3）感染中毒性肝炎：如流行性出血热、伤寒、钩端螺旋体病等导致的肝功能异常。主要根据原发病的临床特点和相关实验室检查加以鉴别。

七、治疗

甲型肝炎一般预后良好，在急性期注意休息及给予适当的保肝药物治疗，如甘草酸制剂、还原型谷胱甘肽制剂等，1～2周临床症状完全消失，2～4个月肝脏功能恢复正常。HAV感染，由于病毒血症时间短，不需要抗病毒治疗。对于有明显胆汁淤积或发生急性重型肝炎（急性肝衰竭）者，则应给予相应的治疗。

八、预防

养成良好的卫生习惯，防止环境污染，加强粪便、水源管理是预防甲型肝炎的主要方法。在儿童及高危人群中接种甲型肝炎疫苗是预防甲型肝炎的有效方法。

第八节　乙型病毒性肝炎

一、病原学

乙型肝炎病毒（HBV）属于嗜肝DNA病毒科正嗜肝DNA病毒属。1970年，Dane等在电镜下发现HBV完整颗粒，称为Dane颗粒。HBV基因组由不完全的环状双链DNA组成，长链（负链）约含3200个碱基（bp），短链（正链）的长度可变化，为长链的50%～80%。HBV基因组长链中有4个开放读码框（ORF），即S区、C区、P区和X区，它们可分别编码

HBsAg、HBeAg/HBcAg、DNA 聚合酶及 HBxAg。

二、流行病学

本病婴幼儿感染多见；男性发病多于女性；以散发为主，可有家庭聚集现象。

1. 传染源

乙型肝炎患者和 HBV 携带者都是传染源。

2. 传播途径

HBV 通过输血、血液制品或经破损的皮肤、黏膜进入机体导致感染。主要的传播途径如下：

（1）母婴传播：由带有 HBV 的母亲传给胎儿和婴幼儿，是我国乙型肝炎病毒传播的最重要途径。围生期传播或分娩过程传播是母婴传播的主要方式，分娩后传播主要由母婴间密切接触导致。

（2）血液、体液传播：血液中 HBV 含量很高，微量的污染血进入人体即可造成感染，如输血及血制品、注射、手术、针刺、血液透析、器官移植等。

（3）日常生活接触传播：HBV 可以通过日常生活密切接触传播给家庭成员。主要通过隐蔽的胃肠道外传播途径，如共用剃须刀、牙刷等可引起 HBV 的传播；易感者的皮肤、黏膜有微小破损接触带有 HBV 的微量血液及体液等，是家庭内水平传播的重要途径。

（4）性接触传播：无防护的性接触可以传播 HBV。

3. 易感人群

抗 HBs 阴性者均为易感人群，婴幼儿期是感染 HBV 的最危险时期。高危人群包括 HBsAg 阳性母亲的新生儿、HBsAg 阳性者的家属、反复输血及血制品者（如血友病患者）、血液透析患者、多个性伴侣者、静脉药瘾者、经常有血液暴露的医务工作者等。

三、发病机制与病理学

(一)发病机制

乙型肝炎的发病机制非常复杂，目前尚不完全清楚。HBV侵入人体后，未被单核-吞噬细胞系统清除的病毒到达肝脏或肝外组织。病毒包膜与肝细胞膜融合，导致病毒侵入肝细胞。慢性 HBV 感染的自然病程一般可分为 4 个时期。

1. 第一时期为免疫耐受期

其特点是 HBV 复制活跃，血清 HBsAg 和 HBeAg 阳性，HBV-DNA 滴度较高，但血清丙氨酸氨基转移酶（ALT）水平正常或轻度升高，肝组织学亦无明显异常，患者无临床症状。围生期感染 HBV 者多有较长的免疫耐受期，此期可持续数十年。

2. 第二时期为免疫清除期

随年龄增长及免疫系统功能成熟，免疫耐受被打破而进入免疫清除期，表现为 HBV-DNA 滴度有所下降，ALT 升高和肝组织学有明显坏死炎症表现，本期可以持续数月到数年。成年期感染 HBV 者可直接进入本期。

3. 第三时期为非活动或低（非）复制期

这一阶段表现为 HBeAg 阴性，抗 -HBe 阳性，HBV-DNA 检测不到（PCR 法）或低于检测下限，ALT/AST 水平正常，肝细胞坏死炎症缓解，此期也称非活动性 HBsAg 携带状态。进入此期的感染者有少数可以自发清除 HBsAg，一般认为每年有 1% 左右的 HBsAg 可以自发转阴。

4. 第四时期为再活动期

非活动性抗原携带状态可以持续终身，但也有部分患者可能随后出现自发的或免疫抑制等导致 HBV-DNA 再活动，出现 HBV-DNA 滴度升高（血清 HBeAg 可逆转为阳性或仍保持阴性）和 ALT 升高，肝脏病变再次活动。

（二）病理学

慢性乙型肝炎的肝组织病理学特点是：汇管区炎症，浸润的炎症细胞主要为淋巴细胞，少数为浆细胞和巨噬细胞；炎症细胞聚集常引起汇管区扩大，并可破坏界板引起界面肝炎。小叶内可见肝细胞变性、坏死，包括融合性坏死和桥接坏死等，随病变加重而日趋显著。肝细胞炎症坏死、汇管区及界面肝炎可导致肝内胶原过度沉积，肝纤维化及纤维间隔形成。如病变进一步加重，可引起肝小叶结构紊乱、假小叶形成，最终进展为肝硬化。

四、临床表现

乙型肝炎的潜伏期为 1～6 个月，平均 3 个月。临床上，乙型肝炎可表现为急性肝炎、慢性肝炎及重型肝炎（肝衰竭）。

（一）急性肝炎

急性肝炎包括急性黄疸型肝炎和急性无黄疸型肝炎。具体表现可参见"戊型肝炎"部分。5 岁以上儿童、青少年及成人感染 HBV 导致急性乙型肝炎者，90%～95% 可自发性清除 HBsAg 而临床痊愈；仅少数患者可转为慢性。

（二）慢性肝炎

成年急性乙型肝炎有 5%～10% 转为慢性。急性乙肝病程超过半年，或原有 HBsAg 携带史而再次出现肝炎症状、体征及肝功能异常者；发病日期不明确或虽无肝炎病史，但根据肝组织病理学或症状、体征、化验及 B 超检查综合分析符合慢性肝炎表现者。慢性乙型肝炎依据 HBeAg 阳性与否可分为 HBeAg 阳性或阴性慢性乙型肝炎。

（三）淤胆型肝炎

淤胆型肝炎，是一种特定类型的病毒性肝炎，可参见本章相关内容。

（四）重型肝炎

又称肝衰竭，是指由于大范围的肝细胞坏死，导致严重的肝功能破坏的临床综合征；可由多种病因引起，诱因复杂，是一切肝脏疾病重症化的共同表现。在我国，由病毒性肝炎及其发展的慢性肝病所引起的肝衰竭亦称"重型肝炎"。临床表现为从肝病开始的多脏器损害综合征：极度乏力，严重腹胀、食欲低下等消化道症状；神经、精神症状（嗜睡、性格改变、烦躁不安、昏迷等）；有明显出血倾向，凝血因子时间显著延长及凝血因子活动度（PTA）<40%；黄疸进行性加深，胆红素每天上升≥17.1μmol/L 或大于正常值 10 倍；可出现中毒性巨结肠、肝肾综合征等。

根据病理组织学特征和病情发展速度，可将肝衰竭分为四类。

（1）急性肝衰竭（ALF）：又称暴发型肝炎，特点是起病急骤，常在发病 2 周内出现 II 度以上肝性脑病的肝衰竭综合征。发病多有诱因。本型病死率高，病程不超过 3 周；但肝脏病变可逆，一旦好转常可完全恢复。

（2）亚急性肝衰竭（SALF）：又称亚急性重型肝炎。起病较急，发病 15 日～26 周出现肝衰竭综合征。晚期可有难治性并发症，如脑水肿、消化道大出血、严重感染、电解质紊乱及酸碱平衡失调。白细胞升高、血红蛋白下降、低血糖、低胆固醇、低胆碱酯酶。一旦出现肝肾综合征，预后极差。本型病程较长，常超过 3 周至数月。容易转化为慢性肝炎或肝硬化。

（3）慢加急性（亚急性）肝衰竭（ACLF）：是在慢性肝病基础上出现的急性肝功能失代偿。

（4）慢性肝衰竭（CLF）：是在肝硬化基础上，肝功能进行性减退导致的以腹腔积液或门静脉高压、凝血功能障碍和肝性脑病等为主要表现的慢性肝功能失代偿。

（五）肝炎肝硬化

由于病毒持续复制、肝炎反复活动而发展为肝硬化，其主要表现为肝细胞功能障碍和门静脉高压症。

五、实验室及其他检查

（一）血常规

急性肝炎初期，白细胞总数正常或略高，黄疸期白细胞总数正常或稍低，淋巴细胞相对增多，偶可见异型淋巴细胞。重型肝炎时白细胞可升高，红细胞及血红蛋白可下降。

（二）尿常规

尿胆红素和尿胆原的检测有助于黄疸的鉴别诊断。肝细胞性黄疸时两者均阳性，溶血性黄疸以尿胆原为主，梗阻性黄疸以尿胆红素为主。深度黄疸或发热患者，尿中除胆红素阳性外，还可出现少量蛋白质、红细胞、白细胞或管型。

（三）病原学检查

1. 乙肝抗原抗体系统的检测

（1）HBsAg 与抗 HBs：成人感染 HBV 后最早 1～2 周，最迟 11～12 周血中首先出现 HB-sAg。急性自限性 HBV 感染时血中 HBsAg 大多持续 1～6 周，最长可达 20 周。无症状携带者和慢性患者 HBsAg 可持续存在多年，甚至终身。抗 HBs 是一种保护性抗体，在急性感染后期，HBsAg 转阴后一段时间开始出现，在 6～12 个月逐步上升至高峰，可持续多年。抗 HBs 阳性表示对 HBV 有免疫力，见于乙型肝炎恢复期、既往感染及乙肝疫苗接种后。

（2）HBeAg 与抗 HBe：急性 HBV 感染时 HBeAg 的出现时间略晚于 HBsAg，在病变极期后消失，如果 HBeAg 持续存在预示转向慢性。HBeAg 消失而抗 HBe 产生称为血清转换。一般来说，抗 HBe 阳转阴后，病毒复制多处于静止状态，传染性降低；但在部分患者中由于 HBV 前 -C 区及 BCP 区发生了突变，仍有病毒复制和肝炎活动，称为 HBeAg 阴性慢性肝炎。

（3）HBcAg 与抗 HBc：血液中 HBcAg 主要存在于 Dane 颗粒的核心，故一般不用于临床常规检测。抗 HBc-IgM 是 HBV 感染后较早出现的抗体，绝大多数出现在发病第一周，多数在 6 个月内消失，抗 HBc-IgM 阳性提示急性期或慢性肝炎急性活动。抗 HBcIgG 出现较迟，但可保持多年甚至终身。

2.HBV-DNA 测定

HBV-DNA 是病毒复制和传染性的直接标志。目前常用聚合酶链反应（PCR）的实时荧光定量技术测定 HBV，对于判断病毒复制水平、抗病毒药物疗效等有重要意义。

3.HBV-DNA 基因耐药变异位点检测

对核苷类似物抗病毒治疗有重要的指导意义。

（四）甲胎蛋白（AFP）

AFP 含量的检测是筛选和早期诊断 HCC 的常规方法。但在肝炎活动和肝细胞修复时 AFP 有不同程度的升高，应动态观察。急性重型肝炎 AFP 升高时，提示有肝细胞再生，对判断预后有帮助。

（五）肝纤维化指标

透明质酸（HA）、Ⅲ 型前胶原肽（P Ⅲ P）、Ⅳ 型胶原（C-Ⅳ）、层连蛋白（LN）、脯氨酰羟化酶等，对肝纤维化的诊断有一定参考价值。

（六）影像学检查

B 型超声有助于鉴别阻塞性黄疸、脂肪肝及肝内占位性病变。对肝硬化有较高的诊断价值，能反映肝脏表面变化、门静脉直径、脾静脉直径、脾脏大小、胆囊异常变化、腹腔积液等。在重型肝炎中可动态观察肝脏大小的变化等。彩色超声尚可观察到血流变化。CT、MRI 的临床意义基本同 B 超，但更准确。

（七）肝组织病理检查

对明确诊断、衡量炎症活动度、纤维化程度及评估疗效具有重要价值。还可在肝组织中原位检测病毒抗原或核酸，有助于确定诊断。

六、诊断

病毒性肝炎的诊断主要依靠临床表现和实验室检查，流行病学资料具有参考意义。

（一）流行病学资料

不安全的输血或血制品、不洁注射史等医疗操作，与HBV感染者体液、血液及无防护的性接触史，婴儿母亲是HBsAg阳性等有助于乙型肝炎的诊断。

（二）临床诊断

1. 急性肝炎

起病较急，常有畏寒、发热、乏力、纳差、恶心、呕吐等急性感染症状。肝大、质偏软，ALT显著升高，既往无肝炎病史或病毒携带史。黄疸型肝炎血清胆红素＞17.1μmol/L，尿胆红素阳性。

2. 慢性肝炎

病程超过半年或发病日期不明确但有慢性肝炎症状、体征、实验室检查改变者。常有乏力、厌油、肝区不适等症状，可有肝病面容、肝掌、蜘蛛痣、胸前毛细血管扩张、肝大质偏硬、脾大等体征。根据病情轻重、实验室指标改变等综合评定为轻、中、重三度。

3. 肝衰竭

急性黄疸型肝炎病情迅速恶化，2周内出现Ⅱ度以上肝性脑病或其他重型肝炎表现者，为急性肝衰竭；15天至26周出现上述表现者为亚急性肝衰竭；在慢性肝病基础上出现的急性肝功能失代偿为慢加急性（亚急性）肝衰竭。在慢性肝炎或肝硬化基础上出现的渐进性肝功能衰竭为慢性肝衰竭。

4. 淤胆型肝炎

起病类似急性黄疸型肝炎，黄疸持续时间长，症状轻，有肝内胆汁淤积的临床和生化表现。

5. 肝炎肝硬化

多有慢性肝炎病史。可有乏力、腹胀、肝掌、蜘蛛痣、脾大、白蛋白下降、PTA 降低、血小板和白细胞减少、食管 - 胃底静脉曲张等肝功能受损和门静脉高压表现。一旦出现腹腔积液、肝性脑病或食管胃底静脉曲张破裂出血，则可诊断为失代偿期肝硬化。

（三）病原学诊断

1. 慢性乙型肝炎

（1）HBeAg 阳性慢性乙型肝炎：血清 HBsAg、HBV-DNA 和 HBeAg 阳性，抗 HBe 阴性，血清 ALT 持续或反复升高，或肝组织学检查有肝炎病变。

（2）HBeAg 阴性慢性乙型肝炎：血清 HBsAg 和 HBV-DNA 阳性，HBeAg 持续阴性，抗 HBe 阳性或阴性，血清 ALT 持续或反复异常，或肝组织学检查有肝炎病变。

2. 病原携带者

（1）慢性 HBV 携带（免疫耐受状态）：血清 HBsAg 和 HBV-DNA 阳性，HBeAg 阳性，但 1 年内连续随访 3 次以上，血清 ALT 和 AST 均在正常范围，肝组织学检查一般无明显异常。

（2）非活动性 HBsAg 携带者：血清 HBsAg 阳性、HBeAg 阴性、抗 HBe 阳性或阴性，HBV-DNA 检测不到（PCR 法）或低于最低检测限，1 年内连续随访 3 次以上，ALT 均在正常范围。肝组织学检查显示：Knodell 肝炎活动指数（HAI）＜4 或其他半定量计分系统示病变轻微。

七、鉴别诊断

1. 其他原因引起的黄疸

（1）溶血性黄疸：常有药物或感染等诱因，表现为贫血、腰痛、发热、血红蛋白尿、网织红细胞升高，黄疸大多较轻，主要为间接胆红素升高。治疗后（如应用肾上腺皮质激素）黄疸消退快。

（2）肝外梗阻性黄疸：常见病因有胆囊炎、胆石症、胰头癌、壶腹周围癌、肝癌、胆管癌、阿米巴脓肿等。有原发病症状、体征，肝功能损害轻，以直接胆红素升高为主。肝内外胆管扩张。

2. 其他原因引起的肝炎

（1）其他病毒所致的肝炎：巨细胞病毒、EB 病毒感染等均可引起肝脏炎症损害。可根据原发病的临床特点和病原学、血清学检查结果进行鉴别。

（2）感染中毒性肝炎：如流行性出血热、恙虫病、伤寒、钩端螺旋体病、阿米巴肝病、急性血吸虫病、华支睾吸虫病等。主要根据原发病的临床特点和实验室检查结果进行鉴别。

（3）药物性肝损害：有使用肝损害药物的病史，停药后肝功能可逐渐恢复。如为中毒性药物，肝损害与药物剂量或使用时间有关；如为变态反应性药物，可伴有发热、皮疹、关节疼痛等表现。

（4）酒精性肝病：有长期大量饮酒的病史，可根据个人史和血清学检查综合判断。

（5）自身免疫性肝病：主要有原发性胆汁性肝硬化（PBC）和自身免疫性肝炎（AIH）。鉴别诊断主要依靠自身抗体的检测和病理组织检查。

（6）肝豆状核变性：血清铜及铜蓝蛋白降低，眼角膜边缘可发现凯 - 弗环。

八、治疗

（一）急性肝炎

急性乙型肝炎一般为自限性，多可完全康复。以一般对症支持治疗为主，急性期症状明显及有黄疸者应卧床休息，恢复期可逐渐增加活动。饮食宜清淡易消化，适当补充维生素，热量不足者应静脉补充葡萄糖。避免饮酒和应用损害肝脏的药物，辅以药物对症治疗及恢复肝功能。急性乙型肝炎一般不采用抗病毒治疗，但症状重或病程迁延者可考虑给予核苷（酸）类抗病毒治疗。

（二）慢性乙型肝炎

根据患者具体情况采用综合性治疗方案，包括合理的休息和营养、心理疏导、改善和恢复肝功能，系统有效的抗病毒治疗是慢性乙型肝炎的重要治疗手段。

1. 一般治疗

包括适当休息（活动量以不感疲劳为度）、合理饮食（适当的高蛋白、高热量、高维生素）及心理疏导（耐心、信心，切勿乱投医）。

2. 常规护肝药物治疗

（1）抗炎：对于 ALT 明显升高者或肝组织学有明显炎症坏死者，在抗病毒治疗的基础上可适当选用抗炎保肝药物。但不宜同时应用多种抗炎保肝药物，以免加重肝脏负担及因药物间相互作用而引起不良反应。

（2）甘草酸制剂、水飞蓟宾制剂、多不饱和卵磷脂制剂及还原型谷胱甘肽：它们有不同程度的抗炎、抗氧化、保护肝细胞膜及细胞器等作用，临床应用这些制剂可改善肝脏生化指标。

（3）腺苷蛋氨酸注射液、茵栀黄口服液有一定的利胆退黄作用，对于胆红素明显升高者可酌情应用。对于肝内胆汁淤积明显者亦可口服熊去氧胆酸制剂。

3. 抗病毒治疗的一般适应证

（1）HBV-DNA≥10^5 拷贝 /mL（HBeAg 阴性肝炎者为≥10^4 拷贝 /mL）。

（2）ALT≥2×ULN（参考值范围的最高临界值）。

（3）如 ALT<2×ULN，则需肝组织学显示有明显炎症坏死或纤维化。

4. 普通 α- 干扰素（IFN-α）和聚乙二醇干扰素

（1）预测其疗效较好的因素为 ALT 升高、病程短、女性、HBV-DNA 滴度较低、肝组织活动性炎症等。

（2）有下列情况者不宜用 IFN-α

① 血清胆红素＞正常值上限 2 倍。

② 失代偿性肝硬化。

③ 有自身免疫性疾病。

④ 有重要器官病变。

（3）IFN-α 治疗慢性乙型肝炎：普通干扰素 α 推荐剂量为每次 5MU，每周 3 次，皮下或肌内注射，对于 HBeAg 阳性者疗程 6 个月至 1 年，对于 HBeAg 阴性慢性乙肝疗程至少 1 年。聚乙二醇干扰素 α 每周 1 次，HBeAg 阳性者疗程 1 年，对于 HBeAg 阴性慢性乙肝疗程至少 1 年。

（4）干扰素治疗过程中应监测

① 使用开始治疗后的第 1 个月，应每 1～2 周检查 1 次血常规，以后每月检查 1 次，直至治疗结束。

② 生化指标，包括 ALT、AST 等，治疗开始后每月检测

1 次，连续 3 次，以后随病情改善可每 3 个月 1 次。

③ 病毒学标志，治疗开始后每 3 个月检测 1 次 HBsAg、HBeAg、抗 -HBe 和 HBV-DNA。

④ 其他，如每 3 个月检测 1 次甲状腺功能、血糖和尿常规等指标，如治疗前就已存在甲状腺功能异常，则应每月检查甲状腺功能。

⑤ 定期评估精神状态，尤其是对有明显抑郁症和有自杀倾向的患者，应立即停药并密切监护。

（5）IFN-α 的不良反应与处理

① 流感样综合征，通常在注射后 2～4h 发生，可给予解热镇痛剂等对症处理，不必停药。

② 骨髓抑制，表现为粒细胞及血小板计数减少，一般停药后可自行恢复。当白细胞计数 $<3.0\times10^9$/L 或中性粒细胞 $<1.5\times10^9$/L，或血小板 $<40\times10^9$/L 时，应停药。血常规恢复后可重新恢复治疗，但须密切观察。

③ 神经精神症状，如焦虑、抑郁、兴奋、易怒、精神异常。出现抑郁及精神症状应停药。

④ 失眠、轻度皮疹、脱发，视情况可不停药。出现少见的不良反应，如癫痫、肾病综合征、间质性肺炎和心律失常等时，应停药观察。

⑤ 诱发自身免疫性疾病，如甲状腺炎、血小板减少性紫癜、溶血性贫血、风湿性关节炎、1 型糖尿病等，应停药。

5. 核苷（酸）类似物

（1）常用药物

① 拉米夫定：剂量为每天 100mg，顿服。其抗病毒作用较强，耐受性良好。随着其广泛使用，近年来耐药现象逐渐增多。

② 阿德福韦酯：剂量为每天 10mg，顿服。在较大剂量时有一定肾毒性，应定期监测血清肌酐和血磷。

③ 恩替卡韦：初治患者每天口服 0.5mg 能迅速降低患者 HBV 病毒载量。其耐药发生率很低。本药须空腹服用。

④ 替比夫定：剂量为 600mg，每天 1 次口服。抗病毒活性强，耐药性较低。

（2）疗程：HBeAg 阳性慢性肝炎患者使用口服抗病毒药治疗时，如 HBV-DNA 和 ALT 复常，直至 HBeAg 血清学转换后至少再继续用药 6～12 个月，经监测 2 次（每次至少间隔 6 个月）证实 HBeAg 血清学转换且 HBV-DNA（PCR 法）仍为阴性时可以停药，最短疗程不少于 2 年。

（3）治疗过程中的监测：一般每 3 个月测定一次 HBV-DNA、肝功能（如用阿德福韦酯还应测定肾功能），根据具体情况每 3～6 个月测定一次 HBsAg、HBeAg/ 抗 HBe。

九、预防

1. 对患者和携带者的管理

对于慢性乙肝患者、慢性 HBV 携带者及 HBsAg 携带者，应注意避免其血液、月经、精液及皮肤黏膜伤口污染别人及其他物品。这些人除不能献血及从事有可能发生血液暴露的特殊职业外，在身体条件允许的情况下，可照常工作和学习，但要加强随访。

2. 注射乙型肝炎疫苗

接种乙型肝炎疫苗是预防 HBV 感染的最有效方法。乙型肝炎疫苗的接种对象主要是新生儿，其次为婴幼儿和高危人群。乙型肝炎疫苗全程接种共 3 针，按照 0、1、6 个月程序，即接种第 1 针疫苗后，间隔 1 个月及 6 个月分别注射第 2 针及第3针疫苗。新生儿接种乙型肝炎疫苗越早越好，要求在出生后24h内接种。接种部位：新生儿为大腿前部外侧肌肉内注射，儿童和成人为上臂三角肌中部肌内注射。

对HBsAg阳性母亲的新生儿，应在出生后24h内尽早注射乙型肝炎免疫球蛋白（HBIG），最好在出生后12h内，剂量应≥100IU，同时在不同部位接种10μg重组酵母乙型肝炎疫苗，可显著提高阻断母婴传播的效果。新生儿在出生12h内注射HBIG和乙型肝炎疫苗后，可接受HBsAg阳性母亲的哺乳。

3. 切断传播途径

大力推广安全注射（包括针刺的针具），对牙科器械、内镜等医疗器具应严格消毒。医务人员应按照医院感染管理中的标准预防原则，在接触人的血液、体液、分泌物、排泄物时，均应戴手套，严格防止医源性传播。服务行业中的理发、刮脸、修脚、穿刺和文身等用具也应严格消毒。注意个人卫生，不共用剃须刀和牙具等。

第九节　丙型病毒性肝炎

丙型病毒性肝炎（丙型肝炎）是一种主要经血液传播的由丙型肝炎病毒（HCV）感染引起的急、慢性肝脏疾病。

一、病原学

HCV属于黄病毒科，其基因组为单股正链RNA，易变异。HCV对一般化学消毒剂敏感，100℃ 5min或60℃ 10h、高压蒸汽和甲醛熏蒸等均可灭活HCV。

二、流行病学

（1）血液传播：主要有经输血和血制品传播、经破损的皮肤和黏膜传播。

（2）性传播：性伴侣为 HCV 感染者及多个性伙伴者发生 HCV 感染的危险性较高。

三、病理学

急性丙型肝炎可有与甲型和乙型肝炎相似的小叶内炎症及汇管区各种病变。其特点如下：

（1）汇管区大量淋巴细胞浸润，甚至有淋巴滤泡形成；胆管损伤伴叶间胆管数量减少，类似于自身免疫性肝炎。

（2）常见以淋巴细胞浸润为主的界面性炎症。

（3）肝细胞大泡性脂肪变性。

（4）单核细胞增多症样病变，即单个核细胞浸润于肝窦中呈串珠状。

四、临床诊断

1. 急性丙型肝炎的诊断

急性丙型肝炎可参考流行病学史、临床表现、实验室检查，特别是病原学检查结果进行诊断。

（1）流行病学史：有输血史、应用血液制品或有明确的 HCV 暴露史。输血后急性丙型肝炎的潜伏期为 2～16 周（平均 7 周），散发性急性丙型肝炎的潜伏期目前缺乏可靠的研究数据，尚待研究。

（2）临床表现：可有全身乏力、食欲减退、恶心和右季肋部疼痛等，少数伴低热，轻度肝大，部分患者可出现脾大，少数患者可出现黄疸。部分患者无明显症状，表现为隐匿性感染。

（3）实验室检查：ALT 多呈轻度和中度升高，抗 -HCV 和 HCVRNA 阳性。HCVRNA 常在 ALT 恢复正常前转阴，但也有 ALT 恢复正常而 HCVRNA 持续阳性者。

2. 慢性丙型肝炎的诊断

（1）诊断依据：HCV 感染超过 6 个月，或发病日期不明、无肝炎史，但肝脏组织病理学检查符合慢性肝炎，或根据症状、体征、实验室及影像学检查结果综合分析，亦可诊断。

（2）重型肝炎：HCV 单独感染极少引起重型肝炎，HCV 重叠 HBV、HIV 等病毒感染，过量饮酒或应用肝毒性药物时，可发展为重型肝炎。HCV 感染所致重型肝炎的临床表现与其他嗜肝病毒所致重型肝炎基本相同，可表现为急性、亚急性病程。

（3）肝外表现：肝外临床表现或综合征可能是机体异常免疫反应所致，包括类风湿关节炎、眼口干燥综合征、扁平苔藓、肾小球肾炎、混合型冷球蛋白血症、B 细胞淋巴瘤和迟发性皮肤卟啉病等。

（4）混合感染：HCV 与其他病毒的重叠、并发感染统称为混合感染。我国 HCV 与 HBV 或 HIV 混合感染较为多见。

（5）肝硬化与 HCC：慢性 HCV 感染的最严重结果是进行性肝纤维化所致的肝硬化和 HCC。

（6）肝脏移植后 HCV 感染的复发：丙型肝炎常在肝移植后复发，且其病程的进展速度明显快于免疫功能正常的丙型肝炎患者。一旦移植的肝脏发生肝硬化，出现并发症的危险性将高于免疫功能正常的肝硬化患者。肝移植后丙型肝炎复发与移植时 HCVRNA 水平及移植后免疫抑制程度有关。

五、抗病毒治疗

只有确诊为血清 HCVRNA 阳性的丙型肝炎患者才需要抗病毒治疗。

聚乙二醇干扰素（PEG-IFN）联合利巴韦林是目前慢性丙型肝炎抗病毒治疗的标准方法。

治疗前应进行 HCVRNA 基因分型（1 型和非 1 型）和血中 HCVRNA 定量，以决定抗病毒治疗的疗程和利巴韦林的剂量。

HCVRNA 基因为 1 型和（或）HCVRNA 定量 $\geq 2 \times 10^6$ 拷贝/ml 者，可选用下列方案之一：PEG-IFN-α 联合利巴韦林治疗方案；普通 IFN-α 联合利巴韦林治疗方案；一般疗程为 12 个月。

HCVRNA 基因为 2、3 型和（或）HCVRNA 定量 $< 2 \times 10^6$ 拷贝/ml 者，可选用下列方案之一：PEG-IFN-α 联合利巴韦林治疗方案；普通 IFN-α 联合利巴韦林治疗方案；一般疗程为 6～12 个月。

第十节　丁型病毒性肝炎

一、病原学

丁型肝炎病毒（HDV）呈球形，是一种缺陷病毒，在血液中由 HBsAg 包被，其复制、抗原表达及引起肝损害须有 HBV 辅佐；但细胞核内的 HDVRNA 无需 HBV 的辅助即可自行复制。我国由于 HBsAg 携带率较高，故有引起 HDV 感染传播的基础。

二、流行病学

急、慢性丁型肝炎患者和 HDV 携带者是主要的传染源。其传播途径与乙型肝炎相似。HDV 可与 HBV 同时感染人体，但大部分情况下是在 HBV 感染的基础上引起重叠感染。当 HBV 感染结束时，HDV 感染亦随之结束。

人类对 HDV 普遍易感，抗 HDV 不是保护性抗体。HBV 感染者，包括无症状慢性 HBsAg 携带者都是 HDV 感染的高危人群；另外，多次输血者、静脉药瘾者、同性恋者发生 HDV 感染的机会也较高。

三、发病机制

同乙型病毒性肝炎一样，丁型肝炎的发病机制还未完全阐明。目前的研究认为 HDV 的复制对肝细胞有直接的致病作用。免疫应答可能也是 HDV 导致肝细胞损害的重要原因。

四、临床表现

丁型肝炎的潜伏期为 4～20 周。急性丁型肝炎可与 HBV 感染同时发生（同时感染）或继发于 HBV 感染（重叠感染），这两种感染形式的临床表现有所不同。同时感染者临床表现与急性乙型肝炎相似，大多数表现为黄疸型，有时可见双峰型 ALT 升高，分别代表 HBV 和 HDV 感染所致的肝损害，一般预后良好，极少数可发展为重型肝炎。

五、实验室检查

1.HDVAg、抗 HDV-IgM 及抗 HDV-IgG

HDVAg 最早出现，然后分别是抗 HDV-IgM 和抗 HDV-

IgG，一般三者不会同时存在。HDVAg 是 HDV 的唯一抗原成分，HDVAg 阳性是诊断急性 HDV 感染的直接证据。抗 HDV-IgM 阳性也是现症感染的标志，当感染处于 HDVAg 和 HDV-IgG 之间的窗口期时，可仅有抗 HDV-IgM 阳性。在慢性 HDV 感染中，由于有高滴度的抗 HDV，故 HDVAg 多为阴性。抗 HDV-IgG 不是保护性抗体，高滴度抗 HDV-IgG 提示感染的持续存在，低滴度提示感染静止或终止。

2.HDV-RNA

血清或肝组织中 HDV-RNA 是诊断 HDV 感染最直接的依据。可采用分子杂交和定量 RT-PCR 方法检测。

六、诊断

病毒性肝炎的诊断主要依靠临床表现和实验室检查，流行病学资料具有参考价值。

1. 流行病学资料

输血、不洁注射史，有与 HDV 感染者接触史，家庭成员中有 HDV 感染者以及我国西南地区感染率较高。

2. 临床诊断

包括急性和慢性丁型肝炎，临床诊断同乙型病毒性肝炎。

3. 病原学诊断

在现症 HBV 感染者中，如果血清抗 HDVAg 或抗 HDV-IgM 阳性，或高滴度抗 HDV-IgG 或 HDV-RNA 阳性，或肝内 HDVAg 或 HDV-RNA 阳性，可诊断为丁型肝炎。低滴度抗 HDV-IgG 有可能为过去感染。对于不具备临床表现、仅血清 HBsAg 和 HDV 血清标志物阳性时，可诊断为无症状 HDV 携带者。

七、鉴别诊断

同乙型病毒性肝炎。

八、治疗

1. 急性肝炎

急性肝炎一般为自限性，多可完全康复。以一般治疗及对症支持治疗为主，急性期应进行隔离，症状明显及有黄疸者应卧床休息，恢复期可逐渐增加活动量，但要避免过劳。饮食宜清淡易消化，适当补充维生素，热量不足者应静脉补充葡萄糖。避免饮酒和应用损害肝脏药物，辅以药物对症及恢复肝功能，药物不宜太多，以免加重肝脏负担。急性肝炎一般不采用抗病毒治疗。

2. 慢性肝炎

同乙型病毒性肝炎，对于慢性丁型肝炎，目前无专门针对HDV 的抗病毒药物。

九、预防

（1）控制传染源。急性患者应隔离至病毒消失。慢性患者和携带者可根据病毒复制指标评估传染性大小。

（2）切断传播途径。

（3）保护易感人群。对丁型肝炎尚缺乏特异性免疫预防措施，目前只能通过乙肝疫苗接种来预防 HBV 感染，从而预防HDV 感染。

第十一节　戊型病毒性肝炎

戊型病毒性肝炎是由戊型肝炎病毒（HEV）引起的急性消化道传染病。临床表现为急性起病，可有发热、食欲减退、恶心、疲乏、肝大及肝生化检查异常。

一、病原学

戊型肝炎病毒（HEV）为 RNA 病毒，呈圆球状颗粒，无包膜。HEV 抵抗力弱，4℃保存易裂解，对高盐、氯化铯、氯仿敏感，其在碱性环境中较稳定，在镁或锰离子存在下可保持其完整性。HEV 有 8 个基因型，1 型分布于我国及东南亚和非洲，2 型见于墨西哥，3 型见于美国，4 型见于我国和越南，6～8 型分别见于意大利、希腊和阿根廷。

二、流行病学

（1）传染源：主要是潜伏期末期和急性期早期的患者，其粪便排病毒主要出现在起病后 3 周内。

（2）传播途径：本病主要是经消化道传播，包括水、食物和日常接触传播。

（3）人群易感性：人群普遍易感，但以青壮年发病率最高，儿童和老年人发病率较低。

（4）流行特征：本病发生有季节性，流行多见于雨季或洪水后。男性发病率一般高于女性，男女发病率之比为 1.3：1～3：1。

三、发病机制

和甲型肝炎相似，HEV 感染所导致的细胞免疫是引起肝细胞损伤的主要原因。

四、病理学

急性戊型肝炎的组织病理学改变主要表现为汇管区炎症、库普弗细胞增生、肝细胞气球样变、形成双核，常有毛细胆管内胆汁淤积。

五、临床表现

（一）潜伏期

本病的潜伏期为 10～60d，平均 40d。

（二）临床类型

戊型肝炎临床可表现为急性肝炎、重型肝炎（肝衰竭）和淤胆型肝炎，无慢性肝炎发生。

1. 急性肝炎

（1）急性黄疸型肝炎：总病程 2～4 个月，可分为三期。

① 黄疸前期：持续 1～21d，平均 5～7d；起病较急，有畏寒、发热和头痛等上呼吸道感染的症状，伴有全身乏力、食欲减退、恶心、呕吐、厌油、腹胀、肝区痛、尿色加深等。

② 黄疸期：持续 2～6 周；发热消退，自觉症状好转，但尿黄加深，出现眼黄和皮肤黄疸，肝脏肿大，可有压痛和叩击痛，部分患者可有脾大。部分患者可有一过性灰白色大便、皮肤瘙痒等梗阻性黄疸表现。

③ 恢复期：本期持续 2 周至 4 个月，平均 1 个月；表现

为症状逐渐消失，黄疸消退。

（2）急性无黄疸型肝炎：除无黄疸外，其他临床表现与黄疸型相似，但较黄疸型轻，恢复较快，病程大多在 3 个月内。部分患者无临床症状，呈亚临床型，易被忽视。

2. 重型肝炎（肝衰竭）

在急性黄疸型基础上发生，多见于孕妇和既往有 HBV 感染者，以及老年患者等。其他诱因如过度疲劳、精神刺激、饮酒、应用肝损伤药物、合并细菌感染等。

3. 急性淤胆型肝炎

起病类似急性黄疸型肝炎，但自觉症状较轻。黄疸较深，持续 3 周以上，甚至持续数月或更长。有皮肤瘙痒、大便颜色变浅、肝大。肝生化检查血清胆红素明显升高，以直接胆红素为主，常伴 γ- 谷氨酰转肽酶（GGT）、碱性磷酸酶（ALP）、总胆汁酸及胆固醇等升高，而自觉症状常相对较轻。血清转氨酶常轻度至中度升高。大多数患者可恢复。

六、实验室检查

1. 肝生化检查

主要表现为丙氨酸氨基转移酶（ALT）和天冬氨酸氨基转移酶（AST）明显升高；重型肝炎时常表现为酶胆分离；淤胆型肝炎时则表现为肝内胆汁淤积，即除 ALT 和 AST 升高外，还可伴有 GGT 和 ALP 明显升高。重型肝炎时常有血白蛋白明显下降、凝血酶原时间延长和凝血因子活动度下降至 40%以下。

2. 病原学检查

（1）抗 HEV-IgM 和抗 HEV-IgG：抗 HEV-IgM 阳性是近期 HEV 感染的标志。急性肝炎患者抗 HEV-IgM 阳性，可诊断为戊型肝炎。如果抗 HEV-IgG 滴度较高，或由阴性转为阳性，或由低滴度升为高滴度，或由高滴度降至低滴度甚至阴转，亦可诊断为 HEV 感染。

（2）HEV-RNA：采用 RT-PCR 法在粪便和血液标本中检测到 HEV-RNA，可明确诊断。

七、诊断

应根据患者的流行病学史、临床表现、实验室检测和病原学检查结果综合诊断。

1. 流行病学史

戊型肝炎患者多有饮生水史、进食海鲜史、生食史、外出用餐史、接触戊型肝炎患者史，或到戊型肝炎地方性流行地区出差及旅游史。

2. 临床表现

戊型肝炎为自限性疾病，一般仅根据临床表现很难与其他型肝炎区分，尤其是甲型肝炎。但急性黄疸型戊型肝炎的黄疸前期持续时间较长，病情较重，黄疸较深。

3. 实验室诊断

急性戊型肝炎患者血清抗 -HEV 阳转阴或滴度由低到高，或抗 HEV-IgM 阳性或抗 HEV-IgG 滴度 >1:20，或逆转录聚合酶链反应法（RT-PCR）检测血清和（或）粪便 HEV-RNA 阳性。

八、治疗

戊型病毒性肝炎目前无特效治疗方法，主要是休息、支持和对症治疗，以及抗炎、抗氧化等保肝治疗，可以参考甲型肝炎的治疗。

九、预防

本病的主要预防策略是以切断传播途径为主的综合性预防措施，包括保护水源，防止水源被粪便污染，保证安全用水；加强食品卫生和个人卫生；改善卫生设施，提高环境卫生水平。

第十二节　华支睾吸虫病

华支睾吸虫病俗称肝吸虫病，是由华支睾吸虫寄生在人体肝内胆管引起的寄生虫病。通过生食或半生食含华支睾吸虫囊蚴的淡水鱼、虾而感染。感染轻者可无症状，重者可出现消化不良、上腹隐痛、腹泻、精神不振、肝大等临床表现，严重者可发生胆管炎、胆石症及肝硬化等并发症。

一、病原学

华支睾吸虫按发育过程可分为成虫、虫卵、毛蚴、胞蚴、雷蚴、尾蚴、囊蚴及幼虫八个阶段。成虫寄生于人或哺乳动物肝内的中、小胆管内。成虫产卵后，虫卵随胆汁进入肠道，随粪便排出体外。虫卵入水后，被第一中间宿主（淡水螺）吞食后在螺消化道内孵出毛蚴，并穿过肠壁向肝脏移行，经胞蚴、雷蚴的无性增殖阶段产生大量尾蚴。尾蚴成熟后自螺体逸出，侵入第二中间宿主（淡水鱼、虾）体内发育成为囊蚴。人或哺乳动物（终宿主）因食入未煮熟的含有囊蚴的淡水鱼、虾而感染。囊蚴外壳在人或哺乳动物胃肠内经消化液的作用后，在十二指肠内幼虫脱囊逸出，经胆总管进入肝胆管或穿过肠壁经腹腔进入肝脏，在肝内的中、小胆管内发育为成虫。从感染囊蚴到成虫成熟产卵需 1 个月左右，成虫在人体内的寿命可长达

20～30 年。

二、流行病学

感染华支睾吸虫的人和哺乳动物（猫、犬、猪等）为主要传染源。人因进食未煮熟的含有华支睾吸虫囊蚴的淡水鱼或虾而感染。人群普遍易感。

三、发病机制

虫体在胆管内发生机械性阻塞，虫体以胆管的上皮细胞为食并且吸血，从而导致胆管的局部损害和黏膜脱落，虫体代谢产物和虫体的直接刺激引起局部胆管的炎症、继发性细菌感染。

四、临床表现

本病一般起病缓慢。潜伏期一般为 1～2 个月。

轻度感染者不出现症状或仅在食后有上腹部饱胀感、食欲缺乏或轻度腹痛、容易疲劳或精神欠佳。粪便中可检出虫卵。

普通感染者有不同程度的乏力、食欲下降、腹部不适，肝区隐痛、腹痛、腹泻较常见。

24%～96.3% 的患者有肝大，以左叶明显，有压痛和叩击痛。可继发胆管炎、胆囊炎。部分患者伴有贫血、营养不良和水肿等全身症状。

较重感染者除普通感染者症状外，可伴有头晕、失眠、疲乏、精神不振、心悸、记忆力减退等神经衰弱症状。个别患者因大量成虫堵塞胆总管而出现梗阻性黄疸。

严重感染者常急性起病。多见于儿童及初次大量感染的患者。潜伏期短，仅 10～26 天。患者突发寒战及高热，体温高达 39℃以上，呈弛张热。有明显消化道症状，如食欲缺乏、厌油腻、肝大伴压痛，有轻度黄疸，少数出现脾大。数周后急性症状消失而进入慢性期，表现为疲乏、消化不良等。

慢性重复感染的严重病例发展为肝硬化时，可出现黄疸及门静脉高压表现，如腹壁静脉曲张、脾大、腹腔积液等。

五、实验室检查

（1）血常规：白细胞总数及嗜酸性粒细胞轻、中度增加。

（2）肝功能检查：多为轻至中度转氨酶升高，黄疸少见。

（3）虫卵检查：粪便和十二指肠引流胆汁检查，发现虫卵是确诊华支睾吸虫病的直接依据。

（4）免疫学检查：常用的方法有成虫纯 C 抗原皮内试验（ID）、间接细胞凝集试验（IHA）、酶联免疫吸附试验（ELISA）。

（5）影像检查：超声波检查、CT 和磁共振可显示扩张的肝内中、小胆管，胆管内有虫体及其他改变如胆管炎症表现。

六、诊断

（1）流行病学资料：居住或到过流行区，有生食或食未煮熟淡水鱼或虾史。

（2）临床表现：感染轻者可无症状，或有腹胀、腹泻等消化不良症状，重者可有肝大，尤以左叶明显，并伴有胆囊炎、胆管炎、胆石症等症状。

（3）实验室检查：确诊有赖于在粪便或十二指肠引流液中找到虫卵。血常规嗜酸性粒细胞增多，血清特异性抗体（肝吸虫抗体）阳性可作为辅助诊断。

七、治疗

1. 驱虫治疗

（1）吡喹酮：是治疗本病的首选药物。治疗剂量为每次 25mg/kg，每天 3 次，连服 2～3 天（总剂量为 150mg/kg）。

（2）阿苯达唑：又名肠虫清，为广谱驱虫药，对本病有较好的疗效。每天 10～20mg/kg，分 2 次服，7 天为 1 疗程。虫卵阴转率可达 95% 以上。

2. 外科治疗

患者并发急性或慢性胆囊炎、胆石症或胆管梗阻时，应先手术解除梗阻，再驱虫治疗。

八、预防

及时治疗患者及病畜，以控制或消灭传染源。切断传播途径是主要的预防措施。加强粪便及水源管理，不用未经处理的新鲜粪便施肥，不随地排粪便；不在鱼塘或河边建厕所。应禁止用粪便喂鱼，防止虫卵污染水源。开展卫生宣教，改变不良饮食习惯，不食生的或未熟透的淡水鱼、虾。

第十三节　线虫病

钩虫病

钩虫病是由十二指肠钩虫和（或）美洲钩虫寄生于人体小肠所致的疾病。临床常见表现为贫血、营养不良、胃肠功能失调、劳动力下降。

一、病原学

寄生于人体的钩虫主要有十二指肠钩口线虫（简称十二指肠钩虫）和美洲板口线虫（简称美洲钩虫）。

虫卵随粪便排出，在温暖、潮湿、疏松土壤中发育为丝状蚴。当接触人体皮肤或黏膜时，丝状蚴侵入人体，在小肠内发育为成虫，附着于肠黏膜。

二、流行病学

钩虫感染者与钩虫病患者是主要传染源。主要经皮肤感染。

三、发病机制

丝状蚴侵入皮肤后，局部皮肤出现炎症反应。当钩虫幼虫穿过肺微血管到达肺泡时，可引起肺间质和肺泡点状出血和炎症反应。钩虫口囊吸附在小肠黏膜绒毛上皮，以摄取黏膜上皮与血液为食，且不断更换吸附部位，并分泌抗凝血物质，引起黏膜伤口持续渗血。慢性失血可引起贫血。

四、临床表现

1. 幼虫引起的临床表现

主要是钩蚴性皮炎和咳嗽、咳痰等呼吸道症状。

皮炎的特点为皮肤出现红色点状疱丘疹，奇痒。一般 3～4 天后炎症消退，7～10 天后皮损自行愈合。

感染后 1 周左右，可出现咳嗽、咳痰、咽部发痒等症状，尤以夜间为甚。

2. 成虫所致的临床表现

主要是肠黏膜损伤引起的多种消化道症状和慢性失血所致的贫血症状。

感染后1～2个月出现上腹隐痛或不适、食欲减退、消化不良、腹泻、消瘦、乏力等。重度感染者常有异食癖，如食生米、泥土等。

重度感染后3～5个月逐渐出现进行性贫血，表现为头晕、眼花、耳鸣、乏力，劳动后心悸与气促。患者脸色蜡黄，表情淡漠。

五、实验室检查

（1）血象：常有不同程度的贫血，属小细胞低色素性贫血，血清铁浓度显著降低，一般在9μmol/L以下。

（2）粪便检查：粪便隐血试验可呈阳性反应。直接涂片和饱和盐水漂浮法可查见钩虫卵。虫卵计数以每克粪虫卵数表示（EPG），EPG＜3000为轻度感染，3001～10000为中度感染，＞10000为重度感染。

六、驱虫治疗

阿苯达唑和甲苯达唑为广谱驱肠道线虫药物，具有杀死成虫和虫卵的作用。

（1）阿苯达唑：剂量为400mg，每天1次，连服2～3天。

（2）甲苯达唑：剂量为200mg，每天1次，连续3天；2岁以上儿童与成人的剂量相同，1～2岁儿童剂量减半。

（3）复方甲苯达唑：成人每天2片，连服2天。4岁以下儿童剂量减半。孕妇禁用。

（4）复方阿苯达唑：成人和7岁以上儿童2片，顿服。

蛔虫病

蛔虫病是由似蚓蛔线虫寄生于人体小肠或其他器官所致的寄生虫病。临床表现依寄生或侵入部位、感染程度的不同而异。

一、病原学

蛔虫寄生于小肠上段，雌虫产的受精卵随粪便排出，在适宜环境发育为含杆状蚴虫的卵，被人类吞食后在小肠孵出幼虫，经第 1 次蜕皮后侵入肠壁静脉，随血液到达肺，在肺泡及支气管第 2、3 次蜕皮，然后向上移行，再随唾液或食物进入空肠，在空肠第 4 次蜕皮，然后发育为成虫。

二、流行病学

主要传染源为患者及带虫者。主要通过吞食蛔虫卵而被感染。

三、临床表现

（1）蛔蚴移行症：蛔蚴肺移行时可有低热、咳嗽或哮喘样发作。

（2）肠蛔虫病：多无症状，少数有腹痛与脐周压痛，不定时反复发作。蛔虫致肠梗阻者常有阵发性腹部绞痛、呕吐，停止排气、排便。可见随粪便排出的蛔虫。

（3）异位蛔虫病：蛔虫离开寄生部位至其他器官可引起相应病变及临床表现，称为异位蛔虫病。

四、实验室检查

粪涂片或饱和盐水漂浮法可查到虫卵。

五、驱虫治疗

阿苯达唑：400mg，一次顿服。严重感染者需多个疗程。

伊维菌素：每天服 100μg/kg，连续 2 天。

蛲虫病

蛲虫病是由蠕形住肠线虫（蛲虫）寄生于人体肠道而引起的传染病。主要症状为肛门周围和会阴部瘙痒。

一、病原学

成虫主要寄生于人体回盲部，雄虫交配后死亡，雌虫在盲肠发育成熟后向下移动，在宿主入睡后爬出肛门产卵，产卵后多数雌虫死亡，少数可再回到肛门内，甚至可进入尿道、阴道等。虫卵在适宜环境下发育为含杆状蚴的感染性虫卵。虫卵随被污染的手、食物等进入人体肠道并发育为成虫。

二、流行病学

人类是蛲虫唯一的终宿主，患者是唯一的传染源。主要经消化道传播。

三、临床表现

主要症状为肛门周围和会阴部瘙痒，夜间更甚。

儿童患者常有睡眠不安、夜惊、磨牙等表现。

四、实验室检查

（1）成虫检查：于患者入睡后 1～3h，可在其肛门、会阴、内衣等处找到成虫，反复检查多可确诊。

（2）虫卵检查：最常用棉签拭子法及透明胶纸粘贴法。一般于清晨便前检查，连续检查 3～5 次，检出率可接近 100%。

五、驱虫治疗

（1）阿苯达唑：100mg 或 200mg 顿服，2 周后重复一次。

（2）甲苯达唑：100mg/d，连服 3 天。

第三章
泌尿生殖系统感染性疾病

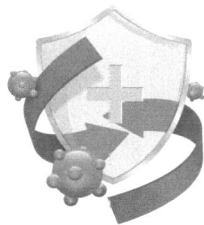

第一节　尿路感染

尿路感染（UTI）是指病原体侵犯尿路黏膜或组织引起的尿路炎症。临床常见的尿路感染多为细菌感染，最常见的致病菌是革兰氏阴性杆菌，其中以大肠埃希菌最为常见。

尿路感染常见于女性，由于糖尿病、前列腺疾病、留置导尿管等因素，65岁以上老年人尿路感染发病率增高。尿路感染易反复发作，约27%的患者可在6个月内再次发生，约3%的患者在6个月内感染超过3次。

一、分类

根据有无临床症状，分为症状性尿路感染和无症状细菌尿（有真性细菌尿而无临床症状）。

根据感染发生部位可分为上尿路感染（输尿管开口以上尿路感染，主要为肾盂肾炎）和下尿路感染（输尿管开口以下尿路感染，主要为膀胱炎）。

根据患者感染发生时不同的尿路状态，分为非复杂性和复杂性尿路感染。非复杂性尿路感染主要发生在无尿路相关解剖或功能异常及合并症的女性患者。复杂性尿路感染患者常存在危险因素，如男性、孕妇、具有尿路解剖或功能异常、留置导尿管、合并糖尿病等免疫功能低下的疾病。

根据发作次数，分为孤立发作和反复发作性尿路感染（6个月以内发作≥2次或1年内≥3次）。反复发作性尿路感染分为再感染和复发。一般认为，在尿路感染痊愈后的2周之内再次出现同一种细菌的感染则为尿路感染复发；相反，在尿路感染痊愈后的2周之后再次出现的感染，无论致病菌是否与前一次相同，则均诊断为重新感染。

二、临床表现

1. 急性膀胱炎

即通常所指的下尿路感染，占尿路感染的60%。成年妇女膀胱炎主要表现为尿路刺激，即尿频、尿急、尿痛，白细胞尿，约30%有血尿，偶有肉眼血尿，膀胱区可有不适。一般无明显的全身感染症状，但少数患者可有腰痛，低热（一般不超过38℃），血白细胞计数常不增高。约30%以上的膀胱炎为自限性，可在7～10d自愈。

2. 急性肾盂肾炎

（1）泌尿系统症状：包括尿频、尿急、尿痛等膀胱刺激征，腰痛和（或）下腹部痛。

（2）全身感染的症状：如寒战、发热、头痛、恶心、呕吐、食欲缺乏等，常伴有血白细胞计数升高和红细胞沉降率增快。

3. 慢性肾盂肾炎

慢性肾盂肾炎的病程经过很隐匿。临床表现分为以下3类：

（1）尿路感染表现：仅少数患者可间歇发生症状性肾盂肾炎，但更为常见的表现为间歇性无症状细菌尿和（或）间歇性尿急、尿频等下尿路感染症状，腰腹不适和（或）间歇性低热。

（2）慢性间质性肾炎表现：如高血压、多尿、夜尿增加，易发生脱水。

（3）慢性肾病的相关表现。

4. 无症状细菌尿（ASB）

患者有真性细菌尿，常缺乏任何临床症状和体征，尿细菌定量培养，菌落$\geq 10^5$CFU/mL。

5. 复杂性尿路感染

常发生于泌尿系统结构或功能异常及合并其他基础疾病的患者，临床治疗困难，治疗失败的风险增加，严重者可进展为全身性、重症感染。

三、实验室和其他检查

1. 尿白细胞

有症状的尿路感染常有脓尿（又称白细胞尿），即清洁尿标本尿沉渣的白细胞≥ 5个/高倍视野。

2. 尿细菌学检查

尿路感染诊断的确立，主要依靠尿细菌学检查。

（1）尿细菌定量培养：其临床意义为尿含菌量$\geq 10^5$CFU/mL，为有意义的细菌尿，常为尿路感染；$10^4 \sim 10^5$CFU/mL者为可疑阳性，需复查；如为$< 10^4$CFU/mL，则可能是污染。

（2）尿沉渣镜检细菌：清洁中段尿沉渣涂片细菌数> 1个/HPF，提示尿路感染。

3. 其他实验室检查

急性肾盂肾炎血白细胞升高，中性粒细胞核左移。红细胞沉降率可增快。

4. 影像学检查

尿路感染急性期不宜做 X 线静脉肾盂造影检查（IVP），可做 B 超检查以排除梗阻或结石。女性 IVP 的适应证为：复发的尿路感染；疑为复杂性尿路感染；拟诊为肾盂肾炎；感染持续存在，对治疗反应差。男性首次尿路感染亦应做 IVP。

四、诊断

尿路感染的诊断需要依靠临床症状和体征，同时结合尿常规和尿细菌学检查。

凡是有真性细菌尿者，均可诊断为尿路感染。符合下列指标之一者，即为真性细菌尿：

① 清洁中段尿沉渣涂片细菌数 >1 个 /HPF；

② 膀胱穿刺尿细菌培养阳性；

③ 清洁中段尿细菌培养计数 $\geqslant 10^5 CFU/mL$。

临床如有急性非复杂性膀胱炎症状（尿路刺激征或膀胱区不适），清洁中段尿细菌培养计数 $\geqslant 10^3 CFU/mL$ 即可诊断尿路感染；有急性非复杂性肾盂肾炎症状（寒战、发热和腰痛等），清洁中段尿细菌培养计数 $\geqslant 10^4 CFU/mL$ 即可诊断尿路感染。无症状细菌尿则需两次清洁中段尿细菌培养为同一菌种，且计数 $\geqslant 10^5 CFU/mL$。当女性有明显尿路刺激征，尿白细胞增多，清洁中段尿细菌培养计数 $\geqslant 10^2 CFU/mL$，且为常见致病菌时，也可拟诊为尿路感染。

五、鉴别诊断

1. 全身性感染疾病

有些尿路感染的局部症状不明显而全身急性感染症状较突出，易误诊为流行性感冒、疟疾、败血症、伤寒等发热性疾病。如能详细询问病史，注意尿路感染的下尿路症状及肾区叩痛，并做尿沉渣和细菌学检查，不难鉴别。

2. 慢性肾盂肾炎

需与反复发作尿路感染做鉴别诊断，目前认为影像学检查发现有局灶性粗糙的肾皮质瘢痕，伴有相应的肾盂变形者，才能诊断为慢性肾盂肾炎，否则尿路感染病史虽长，亦不能诊断为本病。

3. 肾结核

本病尿频、尿急、尿痛更突出，一般抗菌药物治疗无效，晨尿培养结核杆菌阳性，尿沉渣可找到抗酸杆菌，而普通细菌培养为阴性。结核菌素试验阳性，血清结核菌抗体测定阳性。静脉肾盂造影可发现肾结核病灶 X 线征，部分患者可有肺、附睾等肾外结核，可资鉴别。

4. 尿道综合征

患者虽有尿频、尿急、尿痛，但多次检查均无真性细菌尿，可资鉴别。

六、治疗

（一）一般治疗

包括对症治疗、碱化尿液、多饮水和勤排尿等措施。尿路感染反复发作者应积极寻找病因，及时去除诱发因素。

（二）抗感染治疗

1. 用药原则

（1）选用对致病菌敏感的抗生素。初发尿路感染在无尿细菌培养和药物敏感试验结果前，首选对革兰氏阴性杆菌有效的抗生素，治疗3天后症状无改善者应按药物敏感试验结果调整用药。

（2）选择尿液和肾脏药物浓度高的抗生素。

（3）选用肾毒性小、副作用少的抗生素，并根据肝、肾功能情况调整给药剂量。

（4）在单一药物治疗失败、严重感染、混合感染或出现耐药菌时应联合用药。

（5）根据不同类型尿路感染选择抗生素的种类、剂量及疗程。

2. 尿路感染疗效的评定标准

（1）治愈：症状消失，尿细菌学检查阴性，分别在疗程结束后2周、6周复查尿细菌仍为阴性。

（2）治疗失败：治疗后尿细菌仍阳性，或治疗后尿细菌阴性，但2周或6周复查尿细菌又转为阳性，且为同一种菌株。

3. 不同类型尿路感染的治疗

（1）急性膀胱炎：对女性非复杂性膀胱炎，推荐口服给药，目前推荐使用短程治疗方案。呋喃妥因50～100mg，每天3次，连用5日；复方磺胺甲噁唑（TMP-SMZ）160mg/800mg，每天2次，连用3日；匹美西林0.4g，每天2次，3～5日。备选治疗方案可选择左氧氟沙星（0.5g，每天1次，连用3日）及第二代头孢菌素（如头孢呋辛酯、头孢克洛等）。妊娠女性、老年人、糖尿病患者、免疫力低下者及男性患者可采用较长疗程，抗感染治疗 7 天。在停用抗生素 7 天后需行尿细菌培养。如结果为阴性表示急性膀胱炎已治愈，如仍有真性细菌尿，应继续给予抗生素治疗至 2 周疗程。

（2）肾盂肾炎：在留取尿细菌学检查标本后应立即选用对革兰氏阴性杆菌有效的药物，72h 显效者无需换药，否则应按药物敏感试验结果更换抗生素。

① 病情较轻者：一般口服抗生素治疗 2～3 天即显效，需根据临床效果和尿细菌培养结果评估用药，完成 7～14 天疗程。常用喹诺酮类（如环丙沙星 0.5g，每天 2 次；或左氧氟沙星 0.5g，每天 1 次）、半合成青霉素类（如阿莫西林 - 克拉维酸钾 0.457g，每天 2 次）、头孢菌素类（头孢呋辛酯 0.25g，每天 2 次）或 TMP-SMZ 160mg/800mg，每天 2 次。治疗 14 天后如尿细菌学检查仍为阳性，则应根据药物敏感试验结果选用有效的抗生素继续治疗 4～6 周。

② 严重感染全身中毒症状明显者：应住院治疗并静脉给药。常用药物包括环丙沙星（0.4g，每天 2 次）、左氧氟沙星（0.5g，每天 1 次）、头孢噻肟钠（2g，每天 3 次）、头孢曲松钠（1～2g，每天 1 次）、头孢吡肟（2g，每天 2 次）、哌拉西林 / 他唑巴坦钠（2.25～4.5g，每天 3 次）。病情严重且尿细菌培养提示革兰氏阳性球菌感染，应经验性选择万古霉素治疗。经上述治疗若症状好转，可于体温正常后继续静脉使用抗生素治疗 3 天，再改为口服抗生素治疗至 2 周疗程。治疗 72h 无好转者，应按药物敏感试验结果更换敏感抗生素。

4. 反复发作性尿路感染

（1）需检查是否存在泌尿系统解剖或功能异常，积极去除感染诱发因素。

（2）治疗可采用短程疗法进行经验性用药，再根据尿细菌培养及药物敏感试验结果选择针对性药物治疗。

（3）急性感染期的治疗与首次发作相同。在急性感染期治疗后，可采取以下措施进行预防。

① 多饮水（每天入量最好在 2000ml 以上）、勤排尿（每2～3h 排尿 1 次）。

② 绝经女性患者的预防：阴道局部应用雌激素软膏可以恢复阴道局部环境，可减少尿路感染的复发机会。

③ 对于在 6 个月内尿路感染复发 2 次或 2 次以上，或者 1年内复发 3 次或 3 次以上的女性患者，推荐使用抗生素预防。预防方案包括性生活后单次口服抗生素或长程、低剂量使用抗生素等。

七、预防

尿路感染重在预防，坚持多饮水、勤排尿，注意会阴部清洁、避免尿路器械的使用及严格无菌操作、减少留置导尿的概率和时间都有助于降低尿路感染的发生。

第二节　淋　病

淋病是由淋病奈瑟菌（淋球菌）感染黏膜表面引起的炎症。我国目前流行的性传播疾病以淋病占首位。

一、病原学

淋球菌是一种革兰染色阴性双球菌，无鞭毛，不形成芽孢。急性期多在白细胞内，慢性期则在白细胞外。本菌不耐干热和寒冷，在干燥环境中 1～2h 即死亡，在 55℃下 5min 即死亡，附着在衣裤和被褥上则能生存 18～24h，一般消毒剂易将其杀死。此菌具有高度自溶特性，离开人体环境即迅速死亡。

二、流行病学

常有不洁性交史。新生儿淋球菌感染常经母体产道传染。青壮年好发。潜伏期 2～19 天，平均 3～5 天。

三、临床表现

1. 男性淋病

（1）泌尿道感染

① 尿道脓性分泌物。

② 尿痛、尿频、尿急。

③ 尿道口红肿，包皮龟头炎，痛性勃起，腹股沟淋巴结红肿、疼痛甚至化脓。

④ 急性症状 1 周后减轻，1 个月后可基本消失。尿道口尚可有黏液。

⑤ 少数（＜5%）男性尿道淋病患者无症状。

（2）肛门直肠感染：由同性恋行为导致。

① 肛门黏液脓性分泌物。

② 肛门瘙痒、疼痛、流血和里急后重感。

③ 可并发肛周和坐骨直肠脓肿、肛瘘。

④ 直肠镜检可见直肠或肛门黏膜弥漫性红肿。

⑤ 2/3 患者无感染症状。

⑥ 需排除溃疡性结肠炎，节段性回肠炎，缺血性、放射性或药物性结肠炎，阿米巴直肠炎，贾第鞭毛虫病和性病性淋巴肉芽肿。

（3）口咽部感染：由口交导致。

① 咽痛或耳部牵涉痛。

② 体检见轻度咽炎和扁桃体炎，有时见扁桃体上脓性分泌物。

③ 无症状者更常见（约占 80%）。

2. 女性淋病

（1）宫颈内膜炎

① 阴道分泌物增多，或呈脓性，或有异味。

② 阴道异常出血；下腹痛。

③ 宫颈红肿，宫颈管口有脓性分泌物。

④ 无症状感染常见（约 50%）。

（2）尿道炎

① 尿痛，尿急，尿频，排尿困难。

② 尿道口红肿，挤压尿道口有脓性分泌物。

③ 无症状感染常见（约 50%）。

（3）直肠和口咽感染：症状与男性相似。女性也可由于生殖道分泌物接种于肛门直肠黏膜而致直肠感染。

四、实验室检查

（1）泌尿生殖道标本涂片：革兰染色镜检见到脓细胞内有革兰阴性双球菌为阳性。对急性期男性患者有诊断价值，不推荐用于诊断女性淋病和口咽部淋病。

（2）淋球菌培养及药物敏感试验：淋球菌培养是淋病的确诊试验，药物敏感试验可以协助临床药物治疗，也有助于监测淋球菌耐药的流行情况。

（3）抗原检测：方法有免疫荧光及酶联免疫技术，但敏感性和特异性都较差。

（4）聚合酶链反应（PCR）和连接酶链反应：（LCR）敏感

性和特异性都较高。

五、治疗

1. 一般治疗原则

（1）早期诊断，及时治疗。

（2）用药足量、规则，保证血浆及组织中的药物浓度达到有效的杀菌水平。

（3）治疗后进行随访及判愈，一般是治疗结束后 1 周左右随访，做培养检查。

（4）须同时治疗性伴侣。

2. 推荐方案

（1）无并发症肛门、生殖器感染（尿道炎、宫颈炎、直肠炎）：头孢曲松 250mg，单剂肌内注射；或大观霉素 2g（女性用 4g），单剂肌内注射；或氧氟沙星 400mg，顿服；或环丙沙星 500mg，顿服；或头孢噻肟 1g，单剂肌内注射。

（2）淋球菌眼炎

① 成人：头孢曲松 1g，肌内注射，每天 1 次，连续 7 天；或大观霉素 2g，肌内注射，每天 1 次，连续 7 天。

② 新生儿：头孢曲松 25～50mg/kg，肌内注射或静脉注射，每天 1 次，连续 7 天。

③ 局部处理：灭菌生理盐水仔细冲洗患眼，每 1h 冲洗 1 次，直至无分泌物，也可用 0.5% 红霉素眼膏或 1% 硝酸银眼液点眼。

（3）有并发症淋病（淋菌性输卵管炎、附睾炎）：头孢曲松 250～500mg，肌内注射，每天 1 次，连续 10 天；或大观霉素 2g，肌内注射，每天 1 次，连续 10 天；或氧氟沙星 300mg，口服，每天 2 次，连续 10 天。对输卵管炎尚需加用甲硝唑

400mg，口服，每天 2 次，连续 10 天；多西环素 100mg，口服，每天 2 次，连续 10 天。

（4）播散性淋球菌性感染：头孢曲松 1g，肌内注射或静脉注射，每 24h 1 次，连续 10 天以上；或大观霉素 2g，肌内注射，每天 2 次，连续 10 天以上。脑膜炎疗程 2 周，心内膜炎疗程 4 周。

（5）儿童淋球菌感染：头孢曲松 125mg，单剂肌内注射；或大观霉素 40mg/kg，单剂肌内注射，最大剂量不超过 2g。

（6）妊娠期淋球菌感染：头孢曲松 250mg，单剂肌内注射；或大观霉素 4g，单剂肌内注射。

六、预防

避免非婚性接触。提倡在性接触时使用避孕套，这能起到防止性病传染的作用。

患者用过的物品应予消毒。避免在公共场所传播。宜使用蹲式便器，如果是坐式马桶，使用前先擦干净，再垫上纸。

第三节　梅　毒

梅毒是由梅毒螺旋体引起的一种慢性、系统性性传播疾病，人体受感染后，螺旋体很快播散到全身，几乎可侵犯全身各组织与器官，临床表现多种多样且时显时隐，病程较长。早期主要侵犯皮肤及黏膜，晚期除侵犯皮肤、黏膜外，还可侵犯心血管系统及中枢神经系统；另一方面，梅毒又可多年无症状呈潜伏状态。

一、病原体

梅毒螺旋体是小而纤细的螺旋状微生物，一般染色方法不易被染色，因此，普通显微镜下很难看到。

梅毒螺旋体在体外不易生存，煮沸、干燥、肥皂水及一般消毒剂均易将其杀死。

二、流行病学

梅毒的传染源是梅毒患者。梅毒主要通过性接触传染，未经治疗的梅毒患者，在感染后的第 1~2 年内最具传染性，因为患者的皮肤或黏膜损害内（或分泌物内）含有大量梅毒螺旋体，极易通过性接触使对方受到感染。随着病期延长，传染性越来越小，感染 2 年以上，一般传染性较小。

梅毒孕妇，在妊娠期内梅毒螺旋体可通过胎盘及脐静脉进入胎儿体内，引起胎儿在宫内感染，多发生在妊娠 4 个月以后，导致流产、早产、死胎或分娩先天梅毒儿。

少数可通过性接触以外途径传染，如接吻、哺乳等；其次为间接接触传染，如接触被患者分泌物污染的衣裤、被褥、毛巾、食具、牙刷、口琴、剃刀、烟嘴、便桶及未严格消毒的器械等，但机会极少。输入梅毒患者的血液亦可被传染。

三、病理

梅毒的基本病理变化：血管特别是小动脉内皮细胞肿胀与增生。血管周围有大量淋巴细胞和浆细胞浸润。二期梅毒晚期和三期梅毒常见由上皮样细胞和多核巨细胞等组成的肉芽肿性浸润。

1. 一期梅毒

典型硬下疳：损害边缘表皮棘层肥厚，近中央表皮逐渐变薄，出现水肿及炎症细胞浸润。

真皮血管特别是小动脉内皮细胞肿胀与增生，形成闭塞性动脉内膜炎，周围有大量浆细胞与淋巴细胞浸润。

2. 二期梅毒

真皮血管扩张，管壁增厚，内皮细胞肿胀，血管周围有炎细胞浸润，以浆细胞为主，病程越久，浆细胞越多。由于血管内皮细胞显著肿胀，与周围的炎细胞浸润相配合形成袖口状改变。

3. 三期梅毒

真皮由上皮样细胞、淋巴细胞及浆细胞等构成的肉芽肿性浸润，其中含血管较多，并常有多核巨细胞存在。

结节型：浸润限于真皮，肉芽肿较小，干酪样坏死不广泛或缺如。

树胶肿型：浸润侵及真皮和皮下组织，有大量浆细胞、淋巴细胞、上皮样细胞和多核巨细胞，病损中央有大块凝固性坏死。病变处弹性纤维被破坏，炎症越重破坏亦越重。

4. 内脏梅毒

病理变化为树胶肿性及弥漫性间质炎症。

5. 先天梅毒

无一期梅毒硬下疳的局部病变，其余皮肤病变与获得性各期梅毒相同。其不同者为早期先天性梅毒，可有水疱、大疱病变。

四、分期

根据其发展经过一般分为三期。

当梅毒螺旋体进入人体后，经过2～4周潜伏期，在侵入部位首先发生的损害称一期梅毒（即硬下疳）；由于机体的抗御能力，一部分螺旋体被消灭，损害逐渐消退成为潜伏梅毒。与此同时，另一部分螺旋体则进入淋巴系统，当患者机体抵抗力减退，少数存活的螺旋体又增多。经过3～4周，螺旋体由淋巴系统进入血循环，在皮肤、黏膜又发生损害，各脏器如肝、脾、骨骼与神经系统等形成梅毒性病灶，称二期梅毒；如不经治疗又可自行消退，再次进入潜伏期，以后可能有皮损复发，再次消退，又进入潜伏期，如此反复交替发生可达1～2年或3～4年，每次复发后的潜伏期越来越长，而皮损数目则越来越少。一期及二期梅毒，皮肤、黏膜、骨骼等损害内含有梅毒螺旋体，传染性强，又称早期梅毒。

感染2年以上或更长时期，在皮肤、黏膜、骨骼等再次出现损害，数目少、局限性、破坏性大，不易查到螺旋体，称三期梅毒（晚期梅毒）；未经治疗也可自行消退，但会遗留瘢痕。此后可潜伏多年，甚至终生无客观症状，少数可出现神经系统或心血管系统梅毒，影响脏器功能，甚至危及生命。

五、临床表现

根据传染途径不同，分为后天梅毒（获得性梅毒）与胎传梅毒。以下主要介绍后天梅毒。

1. 一期梅毒

（1）病史：有非婚性接触史或配偶感染史。潜伏期2～4周。

（2）临床表现：主要为硬下疳，直径1～2cm，圆形或椭圆形，境界清楚，边缘稍隆起，中心呈肉红色糜烂面或浅在性溃疡，疮面清洁，有少量浆液性分泌物，内含大量梅毒螺旋体；

周围及基底浸润，触诊具有软骨样硬度。无自觉症状及压痛（无继发感染时）。一般单发，亦可多发。主要发生于外生殖器或其邻近部位，也可见于肛门、宫颈、口唇、舌、咽、手指或乳房等部位。伴有腹股沟或患部近处淋巴结无痛性肿大，常为数个，大小不等，质硬，不粘连，不破溃。

（3）暗视野显微镜检查：皮肤黏膜损害或淋巴结穿刺液中可查见梅毒螺旋体。

（4）梅毒血清学试验一般为阳性；如感染不足 2～3 周，非梅毒螺旋体抗原试验（如 RPR 试验等）可为阴性，应于感染 4 周后复查，阳性率明显提高。

2. 二期梅毒

（1）病史：有非婚性接触史或配偶感染史。可有一期梅毒史，一般发生在感染后 6 周至 6 个月或硬下疳出现后 6～8 周。

（2）皮肤损害：有多种类型，包括斑疹、丘疹、鳞屑性丘疹、毛囊疹及脓疱疹等。常为泛发、对称性分布，手掌、足跖可见暗红色环状脱屑性斑丘疹。口腔可出现黏膜斑。外生殖器及肛周可发生湿丘疹及扁平湿疣。上述损害无疼痛，可有轻度瘙痒。头部可发生虫蚀样脱发，多发于颞、顶及枕部。

（3）神经梅毒：可表现为无症状神经梅毒（无神经系统临床症状及体征，脑脊液检查异常：白细胞>$10×10^6$/L，蛋白量>500mg/L，VDRL 试验或 FTA-ABS 试验阳性），梅毒性脑膜炎、脑血管梅毒及脑膜血管梅毒等。

（4）其他表现：如骨关节损害（可发生骨膜骨炎、骨髓炎，好发于长骨，以胫骨最多。另为关节炎、滑囊炎及腱鞘炎，好发于四肢大关节。共同症状为晚间及休息时疼痛加重，白天及活动时疼痛减轻）、眼梅毒（可发生虹膜炎、虹膜睫状体炎、脉络膜炎及视网膜炎等）、肝脏或肾脏梅毒等。

（5）二期损害：发生前，约半数患者可出现轻重不等的前驱症状，如发热、头痛、骨关节酸痛、食欲不振、全身浅表淋巴结肿大等。一般 3～5 天好转。

（6）二期复发梅毒：发生于感染后 6 个月～2 年。复发损害以皮肤黏膜为主，皮损形态与二期梅毒疹大体相似，但皮损局限，数目少，可形成环形、弧形、匐行形或花瓣形，分布不对称。

（7）暗视野显微镜检查：扁平湿疣、湿丘疹及黏膜斑的渗出液内可查见梅毒螺旋体。

（8）梅毒血清学试验：梅毒血清学试验如 RPR 试验、TPHA 试验或 FTA-ABS 试验均为强阳性。

3. 三期梅毒（晚期梅毒）

（1）病史：有非婚性接触史或配偶感染史。可有一期或二期梅毒史，病期 2 年以上。

（2）皮肤黏膜损害：常见结节性梅毒疹、树胶样肿及近关节结节。

（3）心血管梅毒：以单纯性主动脉炎、主动脉瓣关闭不全、主动脉瘤及冠状动脉病变多见。

（4）神经梅毒：以脑膜血管梅毒、脑膜树胶样肿、脊髓痨及麻痹性痴呆多见。脑脊液检查可有异常。

（5）其他表现：如骨骼梅毒，主要为骨膜炎、骨髓炎、骨树胶样肿等；眼梅毒，主要为虹膜睫状体炎、视网膜炎及间质性角膜炎等。

（6）梅毒血清学试验：非梅毒螺旋体抗原试验（如 RPR 试验等）大多阳性，也可出现阴性；梅毒螺旋体抗原试验（如 FTA-ABS 及 TPHA 试验等）为阳性。

4. 潜伏梅毒（隐性梅毒）

（1）有非婚性接触史或配偶感染史。

（2）为一期、二期或三期梅毒皮疹消退后的静止期，此时无临床症状及体征（包括皮肤、黏膜、骨关节、心血管及神经系统等）。

（3）梅毒血清学试验阳性，且无其他可引起假阳性的疾病。脑脊液检查正常。

（4）感染 2 年以内者称早期潜伏梅毒，因为尚有 20% 左右的患者有发生二期复发性梅毒的可能性，偶可传染给性伴侣，妊娠妇女还可将梅毒传给胎儿，故应视为仍有传染性。感染 2 年以上者称晚期潜伏梅毒，此期传染性伴侣的危险性降低，但妊娠时仍可传染胎儿，并对自身的危害增大，15%～20% 可发生心血管或神经梅毒，15% 左右可发生晚期皮肤、黏膜或骨骼梅毒。

六、实验室检查

（一）暗视野显微镜检查

一期、二期及早期先天梅毒的皮肤、黏膜损害及淋巴结穿刺液中可查见梅毒螺旋体。

（二）梅毒血清学试验

1. 非梅毒螺旋体抗原试验

该试验系检测血清中反应素。目前常用的试验为快速血浆反应素环状卡片试验（RPR 试验）。本试验适用于一期梅毒（阳性率 75%～85%）及二期梅毒（阳性率 100%）的诊断。正规治疗后，RPR 滴度可逐渐降低并转为阴性，故适用于疗效观察、复发及再感染的监测。

2. 梅毒螺旋体抗原试验

常用试验为荧光螺旋体抗体吸收试验（简称 FTA-ABS 试验），该试验系用间接免疫荧光法检测血清中抗梅毒螺旋体抗体。另一试验为梅毒螺旋体血球凝集试验（简称 TPHA），系用被动血凝法检测血清中抗梅毒螺旋体抗体。本试验适用于一期梅毒（FTA-ABS 试验阳性率 86%～100%，TPHA 阳性率 64%～87%）、二期梅毒（阳性率 99%～100%）、三期梅毒（晚期梅毒，阳性率 95%～99%）及各期潜伏梅毒（阳性率 96%～99%）的诊断，并适用于作为证实试验。

七、诊断

梅毒诊断必须根据病史、临床症状、体格检查及实验室检查等进行综合分析，慎重作出诊断。

1. 病史

应询问有无非婚性接触史，配偶、性伴侣有无梅毒史，已婚妇女应询问妊娠史、生育史等。怀疑先天梅毒应了解生母梅毒病史。

2. 体检

应做全面体格检查，包括全身皮肤、黏膜、骨骼（怀疑先天梅毒应做长骨 X 线摄片）、口腔、外阴、肛门及表浅淋巴结等部位，必要时进行心脏血管系统、神经系统及其他系统检查和妇科检查等。

3. 实验室检查

硬下疳、梅毒疹及扁平湿疣等，有条件可做暗视野显微镜检查。梅毒血清学试验应作为诊断梅毒的常规检查，如临床怀疑梅毒而血清学试验阴性，应于 2～3 周后重复检查。必要时进行组织病理及脑脊液检查。

八、鉴别诊断

（1）一期梅毒应与软性下疳、生殖器疱疹、阴部溃疡、糜烂性龟头炎、固定性药疹等鉴别。

（2）二期梅毒应与银屑病、玫瑰糠疹、多形性红斑、药疹、扁平苔藓、汗斑等相鉴别。

（3）三期皮肤梅毒应与寻常狼疮、慢性小腿溃疡等鉴别。

九、治疗

（一）治疗原则

梅毒诊断必须明确，治疗越早效果越好，药物剂量必须足够，疗程必须规范，治疗后要追踪观察，对传染源及性接触者应同时检查和治疗。

治疗药物主要为青霉素，首选苄星青霉素，次选普鲁卡因青霉素。对青霉素过敏者用盐酸四环素（妊娠梅毒用红霉素）；妊娠梅毒应于妊娠初期 3 个月及妊娠末期 3 个月各治疗 1 疗程。

（二）治疗方案

1. 早期梅毒（包括一期、二期梅毒及早期潜伏梅毒）

（1）苄星青霉素 G240 万 U，分两侧臀部肌内注射，1 次 / 周，共 2～3 次。

（2）普鲁卡因青霉素 G80 万 U/d，肌内注射，连续 10～15天，总量 800 万～1200 万 U。

2. 晚期梅毒（包括三期皮肤、黏膜、骨骼梅毒、晚期潜伏梅毒）及二期复发梅毒青霉素疗法

（1）苄星青霉素 G240 万 U，1 次 / 周，肌内注射，共 3 次。

（2）普鲁卡因青霉素 G80 万 U/d，肌内注射，连续 20 天。根据病情，必要时进行第 2 个疗程。

3. 血管梅毒

应住院治疗，如有心力衰竭，待心功能代偿后开始治疗。为避免吉海反应，从小剂量开始注射青霉素，如水剂青霉素 G，首日 10 万 U，1 次 / 天，次日 10 万 U，2 次 / 天，第 3 日 20 万 U，2 次 / 天，肌内注射。并在注射青霉素前一天口服泼尼松，每次 10mg，2 次 / 天，连服 3 天。自第 4 日起按如下方案治疗。

普鲁卡因青霉素 G80 万 U/d，肌内注射，连续 15 天为 1 个疗程，共 2 个疗程，疗程间停药 2 周。

4. 神经梅毒

应住院治疗，为避免治疗中产生吉海反应，在注射青霉素前一天口服泼尼松，每次 10mg，2 次 / 天，连服 3 天。

（1）水剂青霉素 G，每天 1800 万 U，静脉滴注（每 4h300 万 U），连续 10～14 天。

（2）普鲁卡因青霉素 G，每天 240 万 U，肌内注射；同时口服丙磺舒，每次 0.5g，每天 4 次，共 10～14 天。

由于以上疗程均短于晚期梅毒的治疗，故在上述疗程完成后加用苄星青霉素 G240 万 U，肌内注射，1 次 / 周，共 3 次。

青霉素过敏者，选用下列方案之一：

（1）盐酸四环素 500mg，4 次 / 天，连服 30 天。

（2）多西环素 100mg，2 次 / 天，连服 30 天。

（3）红霉素：用法同四环素。

吉海反应：梅毒患者在初次注射青霉素或其他高效抗梅毒药后 4h 内，部分患者出现程度不同的发热、寒战、头痛、乏力等流感样症状，并伴有梅毒症状和体征的加剧，这种现象称为吉海反应。该反应约在 8h 达高峰，24h 内发热等症状可不治而退，加重的皮损也可好转。当再次注射这种抗梅毒药物时，症状不会再现。

（三）治愈标准

1. 临床治愈

正规治疗后，一期梅毒（硬下疳）、二期梅毒及三期梅毒（包括皮肤、黏膜、骨骼、眼、鼻等）损害愈合或消退，症状消失，可判为临床治愈。但遗留的功能障碍、瘢痕或组织缺损（如鞍鼻、牙齿发育不良等）及梅毒血清学反应（如 RPR 试验）仍阳性（但滴度较治疗前下降 4 倍），不影响临床治愈的判断。

2. 血清治愈

正规治疗后，非梅毒螺旋体抗原试验（如 RPR 试验等）由阳性转变为阴性，脑脊液检查阴性，可判为血清治愈。

十、治疗后观察

（1）早期梅毒治疗后第一年每 3 个月复查 1 次，以后每半年复查 1 次，连续 2～3 年。如 RPR 试验由阴性转为阳性或滴度升高 4 倍（如由 1∶2 升为 1∶8）属于血清复发，或有症状复发，均应复治。超过 2 年，RPR 试验仍低滴度阳性者属于血清固定，如无临床症状复发，是否再治疗，根据具体病情而定；无论再治疗与否，均应做神经系统检查及脑脊液检查，以便早期发现无症状神经梅毒。必要时做 HIV 检查。一期或二期梅毒治疗后 6 个月，RPR 试验滴度未有 4 倍下降，可能为治疗失败，应复治 1 疗程，必要时做脑脊液检查及 HIV 检查。

（2）晚期梅毒治疗后复查同早期梅毒，但应连续观察 3 年。RPR 试验固定阳性者，应做神经系统检查及脑脊液检查，必要时做 HIV 检查。

十一、预防

（1）消除传染源：早期发现并治愈患者是消除传染源的根本方法，治疗期间应避免性生活。

（2）切断传染途径：培养个人良好的性道德观，注意个人卫生，洁身自爱等。推广使用避孕套。

第四节　尖锐湿疣

尖锐湿疣（CA）是由人乳头瘤病毒（HPV）引起的性传播疾病。好发于青壮年，主要通过性接触传播，也可通过非性接触传播。

一、病原学

HPV 为 DNA 病毒，属于乳头瘤病毒科。目前已鉴定出 200 多种 HPV 亚型，90% 以上的尖锐湿疣是由 HPV6 型及 HPV11 型引起的。

二、流行病学

人类是 HPV 的唯一天然宿主，感染者是 HPV 的传染源。性传播是最主要的传播途径。垂直传播常见于生殖道感染 HPV 的母亲通过胎盘、阴道分娩等途径传播给新生儿。

三、病理

HPV 侵入肛周、生殖器部位破损的皮肤和黏膜后，在入侵部位引起增生性病变，早期表现为小丘疹，以后呈乳头状、菜花状、花冠状病变。

四、临床表现

（1）潜伏期 1～8 个月，平均 3 个月。

（2）男性好发于龟头、冠状沟、系带、阴茎、尿道口、肛周和阴囊等，女性为大小阴唇、尿道口、阴道口、会阴、肛周、阴道壁、宫颈等，被动肛交者可发生于肛周、肛管和直肠，口交者可出现在口腔。

（3）皮损初期表现为局部出现多个丘疹，逐渐发展为乳头状、鸡冠状、菜花状或团块状的赘生物。可为单发或多发，常为 5～15 个皮损，直径 1～10mm。色泽可从粉红色至深红色（非角化性皮损）、灰白色（严重角化性皮损），乃至棕黑色（色素沉着性皮损）。少数患者因免疫功能低下或妊娠而发生大体积疣，可累及整个外阴、肛周以及臀沟。

（4）患者可自觉瘙痒、异物感、压迫感或灼痛感，常因皮损脆性增加而出血或继发感染。女性可有阴道分泌物增多。但约 70% 的患者无任何自觉症状。

（5）临床类型

① 典型尖锐湿疣：皮损为柔软、粉红色、菜花状或乳头状赘生物，大小不等，表面呈花椰菜样凹凸不平。常见于潮湿且部分角化的上皮部位，如包皮内侧、尿道口、小阴唇、阴道口、阴道、宫颈、肛门，也可见于腹股沟、会阴等部位。

② 丘疹状疣：皮损为圆形或半圆形丘疹状突起，非菜花

状，直径 1～4mm，见于完全角化的上皮部位。

③扁平状疣：皮损稍高出皮面，或呈斑丘疹状，表面可呈玛瑙纹蜡样光泽，有时可见微刺。可见于生殖器任何部位，易被忽视。

④亚临床感染：暴露于 HPV 后，亚临床感染或潜伏感染可能是最常见的后果。亚临床感染的皮肤黏膜表面外观正常，如涂布 5% 醋酸（醋酸白试验），可出现边界明确的发白区域。

五、实验室检查

（1）显微镜检查：通过 Pap 涂片发现宫颈鳞状上皮内的损害。

（2）病理学检查：符合尖锐湿疣的病理学特征，表现为表皮角化过度及角化不全，棘层肥厚，棘层上部及颗粒层可见空泡细胞。

（3）抗原检测：免疫组织化学法检测 HPV 抗原阳性。

（4）核酸检测：聚合酶链反应法等检测 HPV 核酸阳性。核酸检测应在通过相关机构认定的实验室开展。

六、诊断

1. 临床诊断病例

符合临床表现，有或无流行病学史。

2. 确诊病例

同时符合临床诊断病例的要求和实验室检查中（除显微镜检查外）的任 1 项。

七、鉴别诊断

（1）阴茎珍珠状丘疹：多见于青壮年，沿龟头后缘近阴茎冠状沟处，为针尖大小、表面光滑的乳白色或淡红色小丘疹，圆顶或呈毛刷样，规则地排列成串珠状。皮损互不融合，醋酸白试验阴性。

（2）阴茎系带旁丘疹：好发于阴茎系带两旁的陷窝中，为直径 0.5～1.5mm 光泽的实质性粟粒状丘疹，醋酸白试验阴性。

（3）绒毛状小阴唇：对称分布于小阴唇内侧，呈绒毛状或鱼子状外观，为淡红色或灰黑色丘疹，表面光滑，醋酸白试验阴性。

（4）皮脂腺异位症：呈片状淡黄色针尖大小的丘疹，多见于阴唇和包皮，边界清楚。

（5）扁平湿疣：系二期梅毒，皮损呈扁平或分叶状的疣状损害，分泌物中有大量梅毒螺旋体，梅毒血清反应强阳性。

（6）鲍恩样丘疹病：皮损为斑疹，苔藓样或色素性丘疹、疣状，组织学表现类似鲍恩病。

（7）生殖器鳞状细胞癌：多见于中年后，呈浸润性生长、质软，常形成溃疡，病理组织检查可确诊。

八、治疗

1. 一般原则

以尽早去除疣体为目的，尽可能消除疣体周围亚临床感染，以减少或预防复发。治疗后应定期随访。

2. 治疗方法

现有的治疗方法均为局部治疗，包括药物、物理、手术、化学的方法。可根据疣体大小、数目、部位、形态以及患者的意愿、经济条件、不良反应，并充分考虑患者年龄、免疫状态、依从性等个体差异，制订个体化治疗方案，也可联合治疗。

男女两性外生殖器部位可见的中等以下大小的疣伕（单个疣体直径＜5mm，疣体团块直径＜10mm，疣体数目＜15个），可由患者自己外用药物治疗。

3. 药物治疗

（1）0.5% 鬼臼毒素酊或 0.15% 鬼臼毒素软膏：适用于治疗直径≤10mm 的生殖器疣。对柔软、非角质化的较小疣体效果较好。外用 2 次 /d，连续 3d，随后停药 4d，7d 为一疗程。如有必要，可重复治疗达 3 个疗程。0.5% 鬼臼毒素酊涂药后应待药物自然干燥，并在 1～4h 后彻底清洗。0.5% 鬼臼毒素酊每天用量不超过 1mL。有破损的皮损不适合用，孕妇忌用，育龄期妇女治疗期间需注意避孕。

（2）5% 咪喹莫特乳膏：对柔软、非角质化的疣效果较好，复发率较低。涂药于疣体上，隔日 1 次，睡前外用，3 次 / 周，用药 6～10h 后，以肥皂和水清洗用药部位，最长可用至 16 周。目前多与冷冻、CO_2 激光或其他疗法联合使用。

（3）80%～90% 的三氯醋酸（TCA）溶液：适用于小的皮损或丘疹样皮损，不能用于角化过度或疣体较大、数目较多的疣体。单次外用，如有必要，隔 1～2 周重复 1 次，最多 6 次。治疗时，将少量药液涂于疣体上，待其干燥，见皮损表面形成一层白霜即可。如果外用药液量过剩，可敷上滑石粉，或碳酸氢钠（苏打粉）或液体皂以中和过量的、未反应的酸。应用范围过大可能会导致瘢痕，建议使用凡士林保护疣体周围正常的皮肤和黏膜。

（4）皮损内干扰素注射治疗：可用于治疗尖锐湿疣、带状疱疹、生殖器疱疹等病毒性疾病及某些恶性肿瘤。病灶内注射，隔日 1 次，3 周为一个疗程。

（5）5- 氟尿嘧啶：适用于日光性角化病、鲍温病、尖锐湿疣、寻常疣、扁平疣和浅表基底细胞癌等皮肤病。外用 1～2 次 /d。

4. 物理治疗

（1）冷冻疗法：适用于大多数体表部位。1 次 / 周，直至疣体被清除。

（2）电离子和高频电刀。

（3）激光治疗：适用于不同大小及各部位疣体的治疗。可有效清除疣体。

5. 手术治疗

当皮损数量较少，为有蒂或大体积疣时，可以在局部麻醉下使用剪切术、切除术，辅以电灼等治疗破坏残余的疣体并控制出血，可无需缝合。

6. 光动力疗法

适用于去除较小疣体以及物理疗法去除较大疣体后的基底治疗。可用于腔道内如肛管内、尿道口、尿道内、宫颈管内的治疗。对于腔道外的尖锐湿疣也可以应用光动力治疗。

单个疣体直径＜0.5cm，疣体团块直径＜1cm 者可直接采用光动力疗法治疗，超出以上疣体大小建议采用其他物理疗法联合光动力疗法治疗。

九、随访

（1）尖锐湿疣治疗后的最初 3 个月，应嘱患者每 2 周复诊 1 次，如有特殊情况（如发现有新发皮损或创面出血等）应随时复诊，以便及时得到恰当的临床处理。

（2）同时应告知患者注意皮损好发部位，仔细观察有无复发，复发多在治疗后 3 个月。

（3）3 个月后，可根据患者具体情况，适当延长随访间隔期，直至末次治疗后 6 个月。

第五节　细菌性阴道病

细菌性阴道病是一种主要由加特纳菌增多而乳酸杆菌减少所致的阴道炎症性疾病。多见于中青年妇女，尤其是有不洁性接触或多性伴者。感染主要发生于阴道壁、宫颈、后穹隆和阴道前庭。

一、临床表现

（1）典型损害：阴道分泌物少量至中等量增多，白带呈灰色或灰绿色，质黏稠似稀糊状，均匀覆盖于阴道壁表面，阴道壁及阴道口常无明显炎症，偶可伴有外阴炎。

（2）自觉症状：可有瘙痒、灼热感和阴部鱼腥味，半数患者无任何自觉症状。

（3）病程：患者可为无症状长期带菌者，亦可症状缓解与加重随月经周期反复发作。

二、实验室检查

阴道分泌物 pH 值＞4.5（正常值为 4）、胺试验阳性（阴道分泌物加 1 滴 10% 氢氧化钾溶液，可闻到氨味或鱼腥味）、线索细胞数量占全部上皮细胞的 20% 以上，以及脯氨酸氨基肽酶试验阳性（脯氨酸氨基肽酶活性增强）等。

三、诊断

Amsel 临床诊断标准：下列 4 项中具备 3 项，即可诊断为细菌性阴道病。

（1）匀质、稀薄、灰白色阴道分泌物。

（2）阴道分泌物 pH 值＞4.5。

（3）胺试验阳性：取阴道分泌物少许放在玻片上，加入 10% 氢氧化钾溶液 1～2 滴，产生烂鱼肉样腥臭气味。

（4）线索细胞阳性：严重细菌性阴道病患者镜下线索细胞数量占鳞状上皮细胞比例可＞20%。

四、治疗

1. 一般治疗

发病后早期诊断和治疗，积极寻找可能的诱发因素并去除，减少阴道冲洗次数，掌握正确的阴道和外阴清洁方法，合理保健，建立阴道正常生理环境。患病后避免无防护措施的性接触，性伴侣应同时检查和治疗。

2. 全身用药

（1）首选方案：甲硝唑 0.4g，口服，每天 2 次，连用 7 日。

（2）备选方案：替硝唑 2g，口服，每天 1 次，连用 2 日；或替硝唑 1g，口服，每天 1 次，连用 5 日；或克林霉素 0.3g，口服，每天 2 次，连用 7 日。现不再推荐使用甲硝唑 2g 顿服。

3. 局部用药

（1）首选方案：0.75% 甲硝唑凝胶 5g，阴道给药，每天 1 次，连用 5 日；或甲硝唑阴道泡腾片 0.2g，阴道给药，每晚 1 次，连用 7 日；或 2% 克林霉素软膏 5g，阴道涂抹，每晚 1 次，连用 7 日。

（2）备选方案：克林霉素栓剂 0.1g，阴道给药，每晚 1 次，连用 3 日。

第六节　阴道毛滴虫病

阴道毛滴虫病是一种由阴道毛滴虫所致的阴道炎症性疾病。多见于性活跃的中青年女性，尤其是多性伴及卫生条件较差者。女性主要侵犯阴道及尿道，男性主要累及龟头、包皮和尿道。

一、病原体

阴道毛滴虫生存力较强，适宜在温度 25～40℃、pH5.2～6.6 的潮湿环境中生长，在 pH5.0 以下环境中其生长受到抑制。在潮湿的毛巾、衣裤上可存活 2～3h。

二、传播方式

阴道毛滴虫的主要传播方式为性交直接传播，也可经被污染的浴盆、浴巾、坐式便器、衣物等间接传播。

三、临床表现

1. 典型损害

潜伏期 4～7 天或更长。阴道分泌物中等量增多，白带呈泡沫状黄绿色，阴道穹隆及宫颈内膜轻度至中度充血、水肿，宫颈上皮广泛糜烂和点状出血，似"草莓状"，较具特征性。病程较久者，白带量减少，常混有少量黏液，阴道穹隆及宫颈可见带有泡沫的灰黄色分泌物。

2. 自觉症状

约半数患者为无症状带虫者，男性一般多无自觉症状，仅少数患者龟头有轻微潮湿感。部分有外阴瘙痒、尿痛、性交痛或有异味，严重者可有下腹疼痛。

3. 病程

病程长短不一，无症状者可成为长期带虫者，急性感染治疗不当可转为慢性感染。

四、实验室检查

取阴道后穹隆分泌物直接涂片镜检，可查到虫体呈卵圆形或梨形具有四根活动鞭毛的阴道毛滴虫。阴道毛滴虫培养95%以上患者阳性。

五、诊断

根据典型临床表现容易诊断，阴道分泌物中找到滴虫即可确诊。

六、治疗

1. 一般治疗

阴道毛滴虫病是一种可经性接触传播并可引起女性不孕不育的疾病，需引起临床和患者的重视，早期诊断及时治疗，避免传播和并发症的发生。性伴尤其是无症状带虫者，应同时检查和治疗，患病期间应禁止到公共浴池洗澡和游泳池游泳。

2. 全身治疗

阴道毛滴虫病患者可同时存在尿道、尿道旁腺、前庭大腺多部位滴虫感染，治愈此病需全身用药。

首选甲硝唑0.4g，每天2次，连服7日。可选替硝唑2g，单次顿服。甲硝唑用药期间及停药24h内，替硝唑用药期间及停药72h内禁止饮酒，哺乳期用药不宜哺乳。

第四章
循环系统感染性疾病

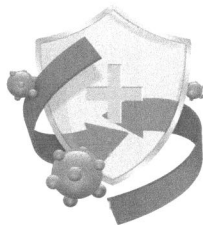

第一节　病毒性心肌炎

心肌炎是指心肌局灶性或弥漫性炎性病变，其特征为间质炎性细胞浸润以及心肌细胞的变性和坏死。心肌炎可由多种病因引起，感染性心肌炎最常见，其中最主要的病原体为病毒。病毒性心肌炎是指病毒感染心肌后，通过对心肌细胞产生直接损伤和（或）通过自身免疫反应引起的心肌细胞坏死、变性和间质炎性细胞及纤维素渗出的过程。

一、病原体

许多病毒都可以引起病毒性心肌炎，其中以柯萨奇病毒（CVB）最常见，腺病毒、流感病毒、人类疱疹病毒4型也是常见的感染源。

二、发病机制

病毒性心肌炎的发病机制主要包括病毒直接损伤心肌、病毒触发机体免疫反应损伤心肌细胞。

三、临床表现

发病前常有发热、全身酸痛、咽痛、呕吐、腹泻等上呼吸道感染或消化道感染等前驱病毒感染症状。

轻型可无自觉症状或表现为心悸、胸痛、胸闷、心前区不适、乏力、多汗、气短、头晕、面色苍白、腹痛、恶心、呕吐等。体检心脏大小正常或轻微扩大，常有窦性心动过速、第一心音低钝，时有奔马律或各种心律失常，以期前收缩多见。

重型起病较急，可表现为心力衰竭、心源性休克、严重心律失常。临床常表现为突然晕厥，重者意识完全丧失，面色苍白，常伴有抽搐及大、小便失禁，阿-斯综合征发作。也可发生猝死。

四、辅助检查

1. 心肌酶谱

肌酸激酶同工酶（CK-MB）主要来源于心肌，对早期诊断心肌炎价值较大。

2. 心肌肌钙蛋白（cTn）

肌钙蛋白（心肌肌钙蛋白 T、心肌肌钙蛋白 I）特别是超敏心肌肌钙蛋白（临界值为 0.05ng/mL）对诊断心肌损伤有更高的敏感度和特异度，可反映心肌炎的活动、严重程度并与预后相关。但心肌肌钙蛋白水平正常不能完全排除急性心肌炎的可能。

3. 心电图

常见窦性心动过速。期前收缩以室性期前收缩最常见。心电图可见多种新出现的异常表现，如异常 Q 波、QRS 波增宽、ST-T 异常（ST 段抬高，或 T 波平坦、双向，或 T 波倒置）、校正的 QT 间期延长（＞440ms）、左或右束支阻滞等，需与心肌梗死相鉴别。其他尚有一度至三度房室阻滞、室性心动过速或心室颤动、室性早搏、房性早搏等。

4. 超声心动图

可见与心肌炎症部位一致的心肌壁增厚、心肌壁运动减弱。

5. 心脏磁共振成像（CMR）

可以对心肌形态、心肌壁运动和组织学改变进行无创评估，有助于鉴别急性心肌炎与缺血性心肌病或其他非缺血性心肌病，是临床诊断心肌炎的无创性"金标准"。急性期表现为 T_2 信号增加提示水肿，心肌早期钆增强提示心肌充血、延迟钆增强（心外膜下或心肌中层片状强化）提示心肌纤维化。

6. 病毒学检查

在急性期从心内膜、心肌、心包或心包穿刺液中检测出病毒、病毒基因片段或病毒蛋白抗原；外周血病毒特异性 IgM 阳性、病毒中和抗体≥1：320。

7. 组织学检查

EMB 是诊断心肌炎的金标准，能判断心肌炎的病原体及心肌炎症类型，对制定治疗方法及判断预后有重要作用。心肌病理切片可见炎症细胞浸润（镜下炎症细胞＞14 个 /mm² 单个核白细胞）和心肌细胞损伤。

五、诊断

1. 心肌炎临床诊断标准

（1）临床症状及体征：在感染（上呼吸道、消化道感染症状）后 1～3 周内出现心脏表现，如重度乏力、胸闷、胸痛、心悸、晕厥、下肢水肿；心脏扩大、心尖第一心音明显减弱、舒张期奔马律、心包摩擦音等。

（2）新出现的心电图改变

① 新发窦性停搏、一度至三度房室阻滞、窦房阻滞或束

支阻滞。

② 多源 / 成对室性早搏、自主性房性或交界性心动过速、持续性或非持续性室性心动过速、心房或心室扑动或颤动。

③ 两个以上导联 ST 段呈水平型或下斜型下移≥0.01mV 或 ST 段异常抬高或出现异常 Q 波。

（3）心肌损伤标志物升高：心肌肌钙蛋白升高，伴或不伴 CK-MB 升高。

（4）超声心动图、心脏磁共振成像提示心脏功能和结构异常

① 不能解释的左心室和（或）右心室结构和功能异常：全心室收缩或舒张功能异常或局部心室壁运动异常，伴或不伴心室扩大、室壁厚度增加、心包积液、心腔内血栓形成。

② 必须满足至少 1 项能够敏感检测心肌水肿的 T_2 相关序列（T_2 加权成像或 T_2 mapping 图谱）以及至少 1 项能够反映心肌损伤及纤维化的 T_1 相关序列（心肌钆延迟增强成像，T_1 mapping 图谱，细胞外容积分数）同时阳性。

对同时具有（1）、（2）（①②③ 中任何一项）、（3）、（4）（①② 中任何一项），在排除冠状动脉粥样硬化性心脏病、心脏瓣膜病、甲状腺功能亢进等其他原因心肌疾病后，临床上可诊断心肌炎。

2. 病毒性心肌炎诊断标准

在符合以上心肌炎临床诊断标准的基础上，如在急性期从心内膜、心肌、心包或心包穿刺液中检测出病毒、病毒基因片段或病毒蛋白抗原，从病原学上确诊急性病毒性心肌炎。

在符合心肌炎临床诊断标准的基础上，如仅外周血病毒特异性 IgM 阳性、病毒中和抗体≥1∶320 者，在病原学上只能拟诊为急性病毒性心肌炎。

六、鉴别诊断

1. 扩张性心肌病

多隐匿起病，临床上主要表现有心脏扩大、心力衰竭和心律失常，超声心动图显示为以左心扩大为主的全心扩大，心脏收缩功能下降。心脏扩大和心脏收缩功能下降的程度较病毒性心肌炎严重。心肌酶谱多正常。多预后不良。

2. 风湿性心脏病

多有发热、关节炎等风湿热的病史，心脏表现以心脏瓣膜尤其二尖瓣和主动脉瓣受累为主，心电图 P-R 间期延长最常见，ASO 多升高。

3. 冠状动脉性心脏病

儿童少见，儿童患者多为川崎病并发冠状动脉损害，少数为遗传性高胆固醇血症导致的冠状动脉粥样硬化性心脏病和先天性冠状动脉发育异常。心电图上具有异常 Q 波的病毒性心肌炎尤其需注意鉴别诊断。通过超声心动图、冠状动脉 CT，必要时冠状动脉造影可确诊。

4. 心包炎

心电图会显示肢体导联低电压，超声心动图发现中到大量心包积液。

5. 先天性心脏病

多于出生后即发现器质性心脏杂音和（或）发绀，超声心动图可发现心脏结构改变。

七、治疗

1. 休息

卧床休息是心肌炎最重要的治疗。卧床休息可以减轻心脏负荷及减少心肌氧耗量。急性期至少卧床休息 3～4 周。有心功能不全或心脏扩大者更应强调绝对卧床休息 3 个月。恢复期也要避免剧烈运动。

2. 抗病毒治疗

建议早期应用干扰素 -β 抗病毒治疗。推荐甲、乙型流感病毒感染引起的暴发性心肌炎患者使用磷酸奥司他韦（75mg，bid），或静脉使用帕拉米韦（300mg，qd）。

3. 改善心肌营养与代谢药物

（1）曲美他嗪：推荐用于症状较为明显、考虑为急性心肌炎、慢性活动性心肌炎患者的辅助治疗。曲美他嗪缓释片 35mg bid 或曲美他嗪平片 20mg tid；建议持续使用至患者症状缓解。

（2）辅酶 Q_{10}：推荐与曲美他嗪联合使用，用于急性心肌炎、慢性活动性心肌炎患者的辅助治疗。辅酶 Q_{10} 胶囊 20mg tid；建议持续使用至患者症状缓解。

（3）大剂量维生素 C：缓慢静脉推注，对促进心肌病变的恢复、改善心肌代谢、减轻症状和纠正心源性休克有一定疗效。

4. 免疫抑制药

应用免疫抑制药治疗病毒性心肌炎是有争议的。对血流动力学稳定的病毒性心肌炎不建议糖皮质激素冲击及免疫球蛋白治疗。

5. 对症治疗

包括控制心力衰竭、抢救心源性休克、治疗心律失常。

6. 中药治疗

黄芪制剂在改善病毒性心肌炎的症状、心功能及降低心肌酶水平等方面具有一定作用，其口服颗粒以及注射液两种剂型在治疗病毒性心肌炎的积极作用都得到了系统评价的证实和支持，其与牛磺酸联用效果更佳，可以配合西药作为常规辅助治疗。丹红、参麦等单药及银翘散、生脉散等方剂具有与黄芪类似的作用，可以尝试用于病毒性心肌炎的辅助治疗。

八、预后

绝大多数患者预后良好，经适当治疗后可痊愈。少数患儿可发展为扩张性心肌病。

第二节　感染性心内膜炎

感染性心内膜炎是指细菌、真菌和其他微生物（如病毒、立克次体、衣原体、螺旋体等）直接感染心脏瓣膜或心室壁内膜或邻近大动脉内膜并伴有赘生物形成的炎症反应。根据病情和病程可将感染性心内膜炎分为急性感染性心内膜炎和亚急性感染性心内膜炎，前者常伴有严重全身中毒症状，后者病情较轻、病程较长。

一、病因

感染性心内膜炎的病因包括基础心血管病变以及病原微生物两方面。急性感染性心内膜炎通常累及正常心瓣膜，多见于长时间经静脉治疗、静脉注射成瘾、免疫功能障碍及接受创伤性检查和介入性治疗的患者。亚急性感染性心内膜炎常多发生于已有基础心脏疾病的患者。院内感染所致的感染性心内膜炎与社区获得性感染性心内膜炎的致病菌明显不同。社区获得性感染性心内膜炎的致病菌以链球菌为主，而院内感染性心内膜炎的致病菌以金黄色葡萄球菌和肠球菌为主。

二、病理

赘生物形成是本病的特征性病理改变。

急性感染性心内膜炎主要侵犯二尖瓣或主动脉瓣，亚急性感染性心内膜炎多侵犯已有病变的瓣膜。心瓣膜表面形成单个或多个较大，且大小不一、愈合程度不一的菜花状或息肉状的疣状赘生物。赘生物破碎后形成含菌性栓子，引起远处器官的含菌性栓塞。栓塞最多见于脑，其次为肾、脾和心脏。

三、临床表现

1. 全身性感染表现

发热为最常见的症状，热型以不规则者为最多，可为间歇型或弛张型，伴有畏寒和出汗。体温大多在 37.5～39℃，可高达 40℃以上。

2. 心脏受累表现

几乎所有患者均可闻及心脏杂音，为短期内心瓣膜和腱索的急剧损害所致，可产生高调杂音或使原有的杂音性质迅速改变。由于瓣叶或瓣膜支持结构的损害，多出现瓣膜关闭不全的反流性杂音。

3. 周围体征

现已少见，为非特异性。

① 瘀点，见于任何部位，以锁骨以上皮肤、口腔黏膜和睑结膜常见，病程长者多见；

② 指（趾）甲下线状出血；

③ Roth 斑，为视网膜卵圆形出血斑，其中心呈白色，亚急性者多见；

④ Osler 结节，为指（趾）垫豌豆大小红紫色痛性结节，亚急性者多见；

⑤ Janeway 损害，为手掌或足底直径 1～4mm 无痛性出血红斑，急性者多见。

4. 其他症状

脾脏通常有轻至中度肿大，可有压痛。贫血较常见，尤其多见于亚急性者，多为轻、中度贫血，晚期患者可重度贫血。

四、并发症

1. 心脏

（1）心力衰竭：最为常见，是对预后影响最大的并发症，主要由瓣膜关闭不全所致，主动脉瓣受损者常发生（75%），其次为二尖瓣（50%）和三尖瓣（19%）。

（2）心肌脓肿：常见于急性患者，可发生于心脏任何部位，以瓣周组织（特别是主动脉瓣环）多见，可致房室和室内的传导阻滞，心肌脓肿偶可穿破。

（3）急性心肌梗死：大多由冠状动脉栓塞引起，以主动脉瓣感染时多见，少见原因为冠状动脉血栓形成或细菌性动脉瘤。

2. 动脉栓塞

左心系统赘生物主要造成体循环栓塞，以脑栓塞最常见；右心系统赘生物主要造成肺循环栓塞。

3. 细菌性动脉瘤

多见于亚急性者。受累动脉依次为近端主动脉及脑、内脏和四肢的动脉，一般见于病程晚期，多无症状，为可扪及的搏动性肿块。

4. 转移性脓肿

多见于急性患者，亚急性者少见，多发生于肝、脾、骨骼和神经系统。

5. 神经系统并发症

包括脑栓塞、脑细菌性动脉瘤、脑出血、中毒性脑病、脑脓肿、化脓性脑膜炎等。

6. 肾脏

大多数患者有肾损害，包括肾动脉栓塞和肾梗死、免疫复合物所致继发性肾小球肾炎、肾脓肿。

五、辅助检查

1. 血培养

血培养阳性是诊断本病的最直接的证据。对亚急性且未经抗生素治疗者，应在入院首日每隔 1h 采血 1 次，共 3 次；如次日未见细菌生长，应重复采血 3 次后开始抗生素治疗；对已用抗生素治疗者，若病情允许建议停药 2～7 天后再行血培养。对急性患者，应在入院后立即每隔 1h 采血 1 次，共 3 次，然后开始抗生素治疗。

2. 超声心动图

超声心动图不仅可探得瓣膜上的赘生物，还能探测到赘生物所在部位、大小、数目和形态，还可见包括瓣叶结节样增厚、瓣叶穿孔、粘连、室间隔或瓣环脓肿、主动脉瓣细菌性动脉瘤和心包积液等其他异常。

六、诊断

对于有基础心脏疾病且持续发热 1 周以上的患者应考虑本病的诊断。对不能解释的贫血、顽固性心力衰竭、卒中、瘫痪、周围动脉栓塞、人工瓣膜口的进行性阻塞和瓣膜的移位、撕脱等均应注意是否有本病存在。

阳性血培养两次且为同一致病菌、超声检出赘生物是诊断的最主要证据。

Duke 诊断标准曾是公认的临床综合诊断标准。2023 年欧洲心脏病学会（ESC）在 Duke 诊断标准的基础上发布的新版感染性心内膜炎诊断标准如下。

1. 主要标准

（1）血培养阳性（符合以下至少一项）

① 两次不同时间的血培养检出符合典型 IE 的致病微生物（草绿色链球菌、牛链球菌、HACEK 菌群、金黄色葡萄球菌，或者无原发灶的社区获得性肠球菌）。

② 多次血培养检出符合 IE 的致病微生物（任何细菌的持续性菌血症）：

a.2 次至少间隔 12h 的血培养阳性；

b. 所有 3 次血培养均阳性，或≥4 次的多数血培养阳性（首次与末次采血间隔≥1h）。

③ Q 热立克次体 1 次血培养阳性或Ⅰ期 IgG 抗体滴度＞1∶800。

（2）影像学阳性证据（符合以下任一影像技术检出的病变至少一项）

① 超声心动图（TTE/TEE）

a. 赘生物；

b. 脓肿、假性动脉瘤、心脏内瘘；

c. 瓣膜穿孔或动脉瘤；

d. 新发人工瓣膜部分破裂。

② 心脏 CT/CTA：自体 / 人工瓣周病灶等。

③ 18F-FDG PET-CT：自体 / 人工瓣周等部位活动性病灶。

④ 放射标记的白细胞 SPECT-CT：自体 / 人工瓣周等部位活动性病灶。

2. 次要标准

（1）易患因素：心脏本身存在中 - 高危易患因素，或静脉药物成瘾者。

（2）感染发热：体温＞38℃。

（3）栓塞播散：含影像学发现的无症状病变，包括：

a. 体循环、肺循环栓塞 / 梗死和脓肿；

b. 血源性骨关节脓毒性并发症（即脊柱炎）；

c. 细菌性动脉瘤；

d. 颅内缺血 / 出血病灶；

e. 结膜出血；

f.Janeway 损害。

（4）免疫现象：肾小球肾炎，Osler 结节和 Roth 斑，类风湿因子阳性。

（5）感染证据：血培养阳性但不符合上述主要标准，或与 IE 一致的活性致病微生物感染的血清学证据。

七、治疗

（一）抗生素应用

对病原未知者、病情急重者应尽快经验治疗；对病原已知者，应遵循药敏及最小抑菌浓度（MIC）缩小治疗范围并选用经验证的特定治疗。

1. 治疗原则

① 早期治疗：连续 3～6 次血培养后即开始治疗；

② 联合用药：成功的治疗有赖于杀菌而非抑菌，联合用药应包括 2 种具有协同作用的繁殖期和静止期杀菌剂；

③ 长程足量：按推荐剂量用药，自体瓣膜心内膜炎（NVE）一般需 2~6 周、人工瓣膜心内膜炎（PVE）需 6~8 周；

④ 静脉用药：以保持稳定而有效的血药浓度；

⑤ 合理选药：根据当地流行病学及药物可得性选药。

2. 经验治疗

适用于病原未知而病情急危重且急需治疗者。治疗前应每隔 1h 采血 1 次，共 3 次血培养；一旦确定病原体，经验治疗应切换至特定治疗。

（1）社区获得性 NVE 和晚期 PVE：可选氨苄西林＋耐酶青霉素＋庆大霉素三联方案。若对青霉素类或 β- 内酰胺类过敏，分别以头孢唑林或万古霉素联合庆大霉素作为替代方案。

（2）早期 PVE 或医源性 NVE：可选万古霉素（或达托霉素）＋庆大霉素＋利福平三联方案。

3. 已知致病微生物的治疗

（1）葡萄球菌：主要根据对甲氧西林敏感与否来确定治疗方案。

① 药敏结果尚未出来前：首选耐酶青霉素联合氨基糖苷类。

② 甲氧西林敏感的金黄色葡萄球菌（MSSA）：推荐氯唑西林或头孢唑林单药治疗；

③ 耐甲氧西林金黄色葡萄球菌（MRSA）：推荐万古霉素单药治疗，也可用达托霉素联合氯唑西林、头孢唑林或磷霉素两联治疗。

（2）链球菌：主要根据对青霉素敏感与否来确定治疗方案。

① 敏感株：推荐青霉素 G、阿莫西林或头孢曲松单药治疗。

② 耐药株：推荐青霉素 G（需增加剂量）、阿莫西林或头孢曲松联合庆大霉素两联治疗。

（3）肠球菌：主要根据对 β- 内酰胺类和庆大霉素敏感与否来确定治疗方案。

① 敏感株：推荐氨苄西林或阿莫西林联合头孢曲松或氨基糖苷类。

② 对氨基糖苷类高度耐药者，推荐氨苄西林或阿莫西林联合头孢曲松；

③ 对 β- 内酰胺类过敏或耐药者，建议万古霉素或替考拉宁联合氨基糖苷类；

④ 对万古霉素耐药者，建议达托霉素联合 β- 内酰胺类或磷霉素。

（4）革兰氏阴性菌

① HACEK 菌群［包括嗜血杆菌属（H）、凝聚杆菌属（A）、心杆菌属（C）、艾肯菌属（E）、金氏菌属（K）］：对不产 β- 内酰胺酶者，首选氨苄西林联合庆大霉素；对产 β- 内酰胺酶者，首选三代头孢菌素如头孢曲松，喹诺酮类如氟喹诺酮。

② 非 HACEK 菌群：最好早期手术或延长抗生素疗程（≥6 周），药物治疗可联合应用 β- 内酰胺类和氨基糖苷类。

（5）真菌：对假丝酵母菌，可选高剂量两性霉素 B，加或不加氟胞嘧啶；对曲霉菌，伏立康唑是首选药物。

（二）手术治疗

1. 手术分类

根据手术时间，感染性心内膜炎手术主要分为以下 4 类：

（1）择期手术：在感染控制且规范化抗生素治疗后（一般为 2～6 周）进行；

（2）早期手术：指规范化抗生素治疗疗程完成之前进行的手术；

（3）急诊限期手术：指在最短时间（不超过 48h）内进行的手术；

（4）延期手术：指推迟手术至少 4 周以上。

2. 早期手术指征

（1）感染性心内膜炎引起瓣膜功能障碍导致急性心力衰竭。

（2）感染性心内膜炎伴瓣周感染致瓣环或主动脉根部脓肿、血管和 / 或心肌破坏性穿透病变、新出现的房室传导阻滞。

（3）金黄色葡萄球菌、真菌或高度耐药菌所致的感染性心内膜炎。

（4）感染无法控制，即应用正规抗生素治疗 5～7 天以上，仍持续性菌血症或高热。

（5）正规抗生素治疗后仍合并器官反复栓塞和 / 或赘生物持续增大。

（6）人工瓣膜心内膜炎（PVE）

① 由瓣膜穿孔、瓣周漏或严重人工瓣功能障碍引起的心力衰竭；

② 并发心脏传导阻滞，瓣环和 / 或主动脉脓肿，破坏性组织穿透病变；

③ 真菌或其他高度耐药病原微生物感染；

④ 经正规抗生素治疗至少 5～7 天，排除其他部位感染后仍存在菌血症和 / 或败血症；

⑤ 经正规抗生素治疗仍反复发生栓塞事件，赘生物＞10mm。

八、预防

有以下高危因素的患者在行牙科操作时可以推荐使用抗生素预防措施，这些患者包括心脏瓣膜置换，既往有心内膜炎病史，患有心脏瓣膜病变的心脏移植患者，未经治疗的发绀型先天性心脏病；除此以外其他类型的先天性心脏病不再建议长期用抗生素预防，另外对于患有心脏瓣膜病但不具有高危因素者也不建议使用抗生素预防；对于消化道和泌尿道侵入性操作不建议单纯以预防感染性心内膜炎为目的的抗生素应用。

第五章
神经系统感染性疾病

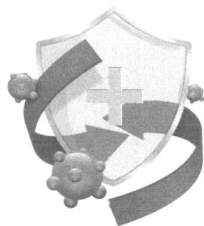

第一节 化脓性脑膜炎

化脓性脑膜炎是由化脓性细菌感染所致的脑脊膜炎症，是中枢神经系统常见的化脓性感染。

一、病原学

最常见的致病菌为肺炎球菌、脑膜炎双球菌及流感嗜血杆菌 B 型，其次为金黄色葡萄球菌、链球菌、大肠埃希菌、铜绿假单胞菌等。

二、病理

基本病理改变是软脑膜炎、脑膜血管充血和炎性细胞浸润。

三、临床表现

大多爆发性或急性起病，有畏寒发热等全身症状；头痛明显，伴有呕吐、颈项强直和项背痛等；精神症状常见，表现为谵妄、意识模糊、昏睡以至昏迷；婴幼儿癫痫发生率高达50%，而成人少见。

四、实验室检查

1. 脑脊液检查

脑脊液的典型表现是外观混浊，白细胞数增高，以中性粒细胞为主，通常 $> 1000 \times 10^6/L$；蛋白质升高；糖含量下降，通常低于 2.2mmol/L；氯化物降低。涂片革兰染色阳性率在 60% 以上，细菌培养阳性率在 80% 以上。

2. 影像学检查

MRI 诊断价值高于 CT，早期可正常，随病情进展 MRI 的 T_1 加权像上显示蛛网膜下腔高信号，可不规则强化，T_2 加权像呈脑膜高信号。后期可显示弥散性脑膜强化、脑水肿等。

五、诊断

根据急性起病的发热、头痛、呕吐症状，查体有脑膜刺激征，腰椎穿刺提示颅内压升高，脑脊液白细胞明显升高以及脑脊液中糖和氯化物降低，即应考虑本病。

确诊须有病原学证据，脑脊液细菌涂片检出病原菌或细菌培养阳性可确诊。

六、鉴别诊断

1. 病毒性脑膜炎

脑脊液白细胞计数通常低于 $1000 \times 10^6/L$，糖及氯化物一般正常或稍低，细菌涂片或细菌培养结果阴性。

2. 结核性脑膜炎

通常亚急性起病，脑神经损害常见，脑脊液检查白细胞计数升高往往不如化脓性脑膜炎明显。

七、治疗

1. 抗菌治疗

原则是及早使用抗生素，通常在确定病原菌之前俔用广谱抗生素，若明确病原菌则应选用病原菌敏感的抗生素。

（1）未确定病原菌：第三代头孢类的头孢曲松或头孢噻肟常作为化脓性脑膜炎首选用药，对脑膜炎双球菌、肺炎球菌、流感嗜血杆菌及乙型链球菌引起的化脓性脑膜炎疗效比较确切。

（2）确定病原菌：应根据病原菌选择病原菌敏感的抗生素。

① 肺炎球菌：对青霉素敏感者可用大剂量青霉素，成人2000万～2400万 U/d，儿童 40 万 U/（kg·d），分次静脉滴注。对青霉素耐药者，可考虑用头孢曲松，必要时联合万古霉素治疗。一般疗程大于 14 天，通常开始抗生素治疗后 24～36h 内复查脑脊液，以评价治疗效果。

② 脑膜炎双球菌：在没有药敏结果前首选第三代头孢类，如头孢噻肟或头孢曲松。对青霉素或 β-内酰胺类抗生素过敏者可用氯霉素。

③ 革兰阴性杆菌：对铜绿假单胞菌引起的脑膜炎可使用头孢他啶，其他革兰阴性杆菌引起的脑膜炎可用头孢曲松、头孢噻肟，疗程视病情而定。

2. 激素治疗

对病情较重且没有明显激素禁忌证的患者可考虑应用。通常给予地塞米松 10mg 静脉滴注，连用 3～5 天。

3. 对症支持治疗

颅内压增高者可脱水降颅内压。高热者使用物理降温或使用退热剂。癫痫发作者给予抗癫痫药物。

第二节　单纯疱疹病毒性脑炎

单纯疱疹病毒性脑炎（HSE）是由单纯疱疹病毒（HSV）感染引起的一种急性中枢神经系统感染性疾病，是病毒性脑炎中最常见的类型。

一、病原学

HSV 是一种嗜神经 DNA 病毒，有两种血清型，即单纯疱疹病毒 1 型（HSV-1）和单纯疱疹病毒 2 型（HSV-2）。单纯疱疹病毒 1 型（HSV-1）通常引起口周部位感染（热病性疱疹），多数能自然恢复；单纯疱疹病毒 2 型（HSV-2）常引起生殖器部位感染。人类绝大多数（90%）HSE 是由 HSV-1 引起的。

二、流行病学

患者和无症状病毒携带者是主要传染源，HSV-1 主要通过密切接触或飞沫传播，HSV-2 主要通过性接触或垂直传播。

三、病理

急性期，双侧大脑半球弥漫性病变，可不对称；颞叶和额叶眶面病变最为严重。镜下组织学的基本改变是急性出血和坏死。

四、临床表现

1.HSE-1 感染引起的单纯疱疹病毒性脑炎（Ⅰ型）

无季节性、地区性和性别差异，多见于成年人。急性或亚急性起病，病程长短不一，多数在2～3周内稳定，以后逐渐好转。少数病程迁延达数月，重症者病情凶险，数日内死亡。前驱症状常见，如上呼吸道卡他症状、头痛、发热（38～40℃）等。重症患者精神症状明显，表现为人格改变、记忆力下降、定向力障碍、行为异常、幻觉或妄想等。意识障碍几乎无一例外，表现为中重度昏迷，或特殊的意识障碍（去脑强直发作或去皮层状态）。癫痫发作或癫痫持续状态常见，发作形式多为全身强直阵挛发作。锥体外系损害的表现多种多样，如扭转痉挛、手足徐动或舞蹈样多动等。其他还可见偏瘫、失语等神经功能缺失。脑膜刺激征不甚明显。当颅内压增高形成脑疝时则危及生命。

2.HSE-2 感染引起的单纯疱疹病毒性脑炎（Ⅱ型）

多见于新生儿，为急性暴发性起病，病情凶险，主要表现为广泛的脑损害和多脏器坏死。子宫内胎儿感染后遗留先天性畸形，如精神迟滞、小头畸形、小眼球、视网膜发育不全等。

五、辅助检查

1. 脑脊液常规检查

脑脊液白细胞数增高，多为（50～500）×10⁶/L，最高可达1000×10⁶/L，其中以淋巴细胞（单核细胞）为主；红细胞数增多（60%）或脑脊液黄变（脑实质出血、坏死），一般在（50～1000）×10⁶/L；蛋白质含量轻度增高，糖和氯化物正常。这些改变对确定诊断帮助不大，但可提示病毒感染。

2. 脑电图（EEG）检查

最有诊断价值的改变是以颞叶为中心的局限性脑电波异常。

3. 影像学检查

约 2/3 的患者在起病后 3～4 天 CT 扫描检查发现颞叶或以颞叶为中心（波及额叶）的低密度病变，边界不清，具有占位效应。1 周后病变呈不规则线状增强，可见脑水肿或不规则高密度点片状出血。MRI 比脑 CT 敏感，典型病例在疾病早期即可在颅脑 MRI 中发现单侧或双侧颞叶中部、额叶眶面或岛叶等处 FLAIR 及 T_2 呈高信号。

4. 脑脊液病原学检查

（1）病原体核酸检测：脑脊液聚合酶链反应（PCR）检测到 HSVdNA 或宏基因组学第二代测序（mNGS）检测到特异性病毒序列数≥3 条时具有诊断意义，但需要排除假阳性。

（2）检测脑脊液中 HSV 特异性 IgM、IgG 抗体，病程中 2 次及 2 次以上抗体滴度呈 4 倍以上增高，有确诊价值。

六、诊断

1. 诊断步骤

临床疑诊 HSE →影像学检查排除脑内占位病变→脑脊液常规检查呈典型的病毒感染特征→ HSV 的 PCR 抗原检测或 HSV 抗体定量测定→脑脊液 HSV 培养或脑组织活检。

2. 诊断依据

① 有口唇或生殖道疱疹史，或本次发病有皮肤、黏膜疱疹；

② 起病急，病情重，有发热、咳嗽等上呼吸道感染的前驱症状；

③ 明显精神行为异常、抽搐、意识障碍及早期出现局灶性神经系统损害体征；

④ 脑脊液常规检查白细胞数正常或轻度增多，有灶性出血时红细胞数增多，糖和氯化物正常；

⑤ 脑电图有以颞、额区损害为主的脑弥漫性异常；

⑥ 颅脑 CT 或 MRI 发现颞叶、额叶及边缘叶的炎症性异常信号或局灶性出血性坏死灶；

⑦ 特异性抗病毒药物治疗有效。

3. 病因确诊

需依靠脑脊液 HSV-PCR 或 mNGS 技术发现该病毒 dNA，或通过双份抗体检测、脑组织活检等病原学检查确诊。

七、治疗

治疗的目的在于缩短病程，预防并发症，防止复发和减少传播。

1. 抗病毒治疗

（1）阿昔洛韦（ACV）：临床确诊或怀疑诊断时，应立即予以 ACV 治疗，而不应等待病毒学结果而延误用药。常用剂量为 15～30mg/（kg·d），分 3 次静脉滴注，连用 14～21 天。若病情较重，可延长治疗时间或再重复治疗 1 个疗程。

（2）泛昔洛韦（FCV）：口服用药，每次 250～500mg，每 8h1 次，连用 7～10 日。

（3）更昔洛韦（DHPG）：静脉滴注，每天 5～15mg/kg，分 2 次，连续 14～21 日。

2. 对症治疗

（1）抗癫痫治疗：癫痫发作时给予抗癫痫治疗，一线药物为卡马西平或苯妥英。卡马西平，口服 100mg，每天 2 次，控制不佳时可逐渐加量，每天最大剂量不超过 1600mg。苯妥英，口服 100mg，每天 3～4 次，控制不佳时可逐渐加量，每天最大剂量不超过 1500mg。癫痫持续状态是本病的急危重症，须尽快终止发作，常用药物为苯巴比妥钠、丙戊酸钠和地西泮（安定），静脉途径给药作用迅速而有效，注意首次给药足量，维持剂量直至发作停止。

（2）降低颅内压：头部床位抬高；药物利尿，如甘露醇、甘油果糖、呋塞米等。

3. 一般治疗

昏迷患者，应保持呼吸道通畅，给予营养代谢支持，维持水、电解质平衡，加强口腔和皮肤护理，防止褥疮，积极治疗下呼吸道感染等。恢复期可采用理疗、按摩、针灸等帮助神经功能恢复。

第三节　流行性乙型脑炎

流行性乙型脑炎简称乙脑，是由乙型脑炎病毒经蚊媒介传播所致的虫媒病毒脑炎。属自然源性疾病，流行于夏秋季节。临床上以高热、惊厥、意识障碍、呼吸衰竭及脑膜刺激征为特征。部分患者留有严重后遗症。

一、病原学

乙脑病毒属于黄病毒科，呈球形。对外界抵抗力不强，对乙醚、甲醛及一般消毒剂敏感，56℃ 30min 或 100℃ 2min 即可灭活，但耐受低温和干燥，冷冻干燥法在 4℃冰箱中可保存数年。

二、流行病学

（1）传染源：动物和人均可作为传染源。

（2）传播途径：主要是通过蚊虫叮咬、吸血而传播。

（3）人群易感性：人群对乙脑病毒普遍易感。病后可获得持久的免疫力。

三、发病机制

人被带病毒的蚊虫叮咬后，病毒进入人体血液循环中，经血循环通过血脑屏障侵入中枢神经系统，在神经细胞内复制并增殖，导致中枢神经系统广泛病变。

四、临床表现

潜伏期 4～21d，一般为 10～14d。典型病例临床经过分为三期。

1. 初期

为病程 1～3d，高热，体温高达 39℃以上，伴头痛、恶心和呕吐，多有嗜睡或精神倦怠。小儿可出现上呼吸道及胃肠道症状。部分患者可有颈部强直及抽搐，但神志尚清。

2. 极期

为病程 4～10d，除初期症状逐渐加重外，主要表现为全身毒血症症状及脑部损害症状。

（1）高热：为本病的必有表现。体温常稽留于 39～40℃以上，一般降温措施难以控制高热，轻者持续 3～5d，一般 7～10d，重者可长达 3～4 周。热度越高，热程越长则病情越重。

（2）意识障碍：起病 1～3d 出现嗜睡、定向障碍、谵妄、昏迷等。一般在 7~10d 恢复正常，重者可达 1 个月以上。

（3）惊厥或抽搐：先出现面部、眼肌、口唇的小抽搐，随后呈肢体阵挛性抽搐，可为单肢或双肢，重者出现全身抽搐，强直性痉挛，频繁抽搐可导致发绀，甚至呼吸暂停。

（4）呼吸衰竭

① 出现呼吸表浅、节律不整、双吸气、叹息样呼吸、呼吸暂停、潮式呼吸等中枢性呼吸衰竭表现。

② 出现呼吸困难、呼吸频率改变、呼吸动度减弱、发绀，但节律始终整齐等外周性呼吸衰竭表现。

（5）颅内压增高及脑膜刺激征：剧烈头痛、呕吐、血压升高，脉搏变慢，以及喷射性呕吐，昏迷加重或烦躁不安，血压异常，脉搏变慢，瞳孔忽大忽小或不对称，对光反应消失，肌张力增强，不易控制的反复抽搐及脑疝症状。

（6）其他神经系统症状和体征：多在病程第 1 周内出现浅反射消失或减弱，膝、跟腱反射等深反射先亢进后消失、肢体痉挛性瘫痪，肌张力增强、巴宾斯基征阳性。深昏迷者可有膀胱和直肠麻痹（大、小便失禁或尿潴留）。

（7）部分患者有循环衰竭临床表现。

高热、惊厥和呼吸衰竭是乙脑极期的严重症状，三者相互影响，尤以呼吸衰竭为致死主要原因。

3. 恢复期

多数患者体温下降，甚至逐渐清醒、语言功能及神经反射逐渐恢复，少数患者遗有失语、瘫痪、智力障碍等，经治疗大多于 6 个月内恢复。

4. 后遗症期

部分患者在发病半年后仍有精神、神经症状，以失语、瘫痪、扭转痉挛和精神失常较为常见。

五、临床分型

根据患者的最高体温、意识障碍的程度、是否有抽搐和呼吸衰竭以及病程的长短，将乙脑分为轻型、普通型、重型、极重型（表 5-1）。

表 5-1　流行性乙型脑炎各型的特点

型别	体温 /℃	神志	抽搐	呼吸衰竭	瘫痪	后遗症	病程 /d
轻型	38～39	清晰	无	无	无	无	5～7
普通型	39～40	昏睡、浅昏迷	偶有	可有	无	无	7～10
重型	40～41	昏迷	反复	可有	可有	部分	＞14
极重型	＞41	深昏迷	频发	常有	常有	大部分	不定

六、诊断

（1）流行病学资料：乙脑的流行有严格的季节性（夏秋季），10 岁以下儿童多见，但近年来成人病例有增加的趋势。

（2）临床特点：乙脑的临床特点为起病急，高热、头痛、呕吐、意识障碍、抽搐、病理反射及脑膜刺激征阳性等。

（3）实验室检查：血常规白细胞及中性粒细胞百分率增高；脑脊液检查呈无菌性脑膜炎改变；对乙脑的诊断主要依赖血清或脑脊液中的抗体检测、病原分离等。乙脑患者病毒血症期短，血清和脑脊液中病毒分离阳性率低，所以临床早期诊断多使用 ELISA 法检测 IgM。发病 4～7 天就可进行血清学检查，特异性 gM 抗体阳性可助确诊。另外，恢复期血清中抗乙脑病毒 IgG 抗体或中和抗体滴度比急性期有大于 4 倍升高者，或急性期抗乙脑病毒 IgM/IgG 抗体阴性，而恢复期阳性者，或检测到乙脑病毒抗原、特异性核酸者，均可确诊。

七、鉴别诊断

（1）化脓性脑膜炎：化脓性脑膜炎的中枢神经系统表现与乙脑相似，但多以脑膜炎的表现为主，脑实质病变的表现不突出，脑脊液呈细菌性脑膜炎改变，涂片和培养可找到细菌。其中流行性脑脊髓膜炎多见于冬春季，大多有皮肤、黏膜瘀点，其他细菌所致者多有原发病灶。

（2）结核性脑膜炎：结核性脑膜炎无季节性，患者常有结核病史，起病较缓，病程长，脑膜刺激征较明显，而脑实质病变表现较轻。脑脊液蛋白明显增高，氯化物明显下降，糖降低，其薄膜涂片抗酸染色或培养可检出结核分枝杆菌。必要时可行肺部 CT 和眼底检查以发现结核病灶。

八、治疗要点

1. 一般治疗

注意口腔和皮肤清洁。昏迷患者，应定时翻身，使其侧卧，拍背，吸痰，鼻饲。

2. 控制体温

应以物理降温为主，药物降温为辅，同时降低室温，使肛温保持在 38℃左右。如冰敷额部、枕部和体表大血管部位（如腋下、颈部及腹股沟等处），用 30%～50% 乙醇或温水擦浴，冷盐水灌肠等。也可应用退热药。

3. 控制脑水肿

有脑水肿伴惊厥、抽搐或呼吸衰竭者，可用 20% 甘露醇静脉滴注或推注（20～30 分钟内），每次 1～2g/kg，根据病情可每 4～6h 重复使用，必要时可加用 50% 葡萄糖注射液、呋塞米、肾上腺皮质激素静脉注射。

4. 控制惊厥或抽搐

（1）地西泮：成人每次 10～20mg，儿童每次 0.1～0.3mg/kg（每次不超过 10mg），肌内注射或缓慢静脉注射；

（2）水合氯醛：鼻饲或灌肠，成人每次 1～2g，儿童每次 60～80mg/kg（每次不超过 1g）；

（3）亚冬眠疗法：适用于持续高热伴反复抽搐者。氯丙嗪和异丙嗪每次各 0.5～1.0mg/kg 肌内注射，每 4～6h1 次，疗程一般为 3～5 天。

（4）巴比妥钠：用于预防抽搐，成人每次 0.1～0.2g，儿童每次 5～8mg/kg。

5. 治疗呼吸衰竭

（1）吸氧：通过鼻导管或面罩给氧。

（2）保持呼吸道通畅：呼吸道分泌物阻塞者，应定时予吸痰、翻身拍背，必要时可用化痰药物（α- 糜蛋白酶、盐酸氨溴索等）和糖皮质激素雾化吸入，并可适当加入抗生素防治细菌感染；对于有严重排痰障碍者可考虑用纤维支气管镜吸痰。经上述处理无效，病情危重者，可采用气管插管或气管切开建立人工气道。

（3）应用呼吸兴奋药：中枢性呼吸衰竭时可使用呼吸兴奋药。

① 洛贝林：成人每次 3～6mg，儿童每次 0.15～0.20mg/kg，肌内注射或静脉滴注；

② 尼可刹米：成人每次 0.375～0.750g，儿童每次 5～10mg/kg，肌内注射或静脉滴注。

（4）改善微循环

① 东莨菪碱：成人每次 0.3～0.5mg，儿童每次 0.02～0.03mg/kg；

② 山莨菪碱（654-2）：成人每次 20mg，儿童每次 0.5～1.0mg/kg，加入葡萄糖液中静脉注射，10～30min 重复 1 次，一般用 1～5 天。

九、预防措施

防蚊和灭蚊，预防接种乙脑灭活疫苗。

第四节　流行性脑脊髓膜炎

流行性脑脊髓膜炎简称为流脑，是由脑膜炎奈瑟菌引起的急性化脓性脑膜炎。其主要临床表现是突发高热、剧烈头痛、频繁呕吐、皮肤黏膜瘀点、瘀斑及脑膜刺激征。

一、病原学

脑膜炎奈瑟菌（又称脑膜炎球菌）为革兰染色阴性菌，有荚膜，无芽孢，不活动。对干燥、湿热、寒冷、阳光、紫外线及一般消毒剂均极敏感，在体外易自溶而死亡。

二、流行病学

（1）传染源：带菌者和流脑患者是本病的传染源，人是脑膜炎奈瑟菌的唯一天然宿主。

（2）传播途径：病原菌主要经咳嗽、打喷嚏借飞沫由呼吸道直接传播。

（3）人群易感性：人群普遍易感，本病隐性感染率高。人感染后产生持久免疫力。

三、发病机制

病原菌自鼻咽部侵入人体。细菌侵犯脑膜，进入脑脊液，释放内毒素等，引起脑膜和脊髓膜化脓性炎症及颅内压升高，出现惊厥、昏迷等症状。

四、病理

主要病变为血管内皮损害，血管壁有炎症、坏死和血栓形成，血管周围出血，皮下、黏膜及浆膜亦可有局灶性出血。

脑膜病变以软脑膜为主，早期有充血、少量浆液性渗出及局灶性小出血点，后期则有大量纤维蛋白、中性粒细胞及细菌出现。

暴发型脑膜脑炎病变主要位于脑实质，引起脑组织坏死、充血、出血及水肿，严重者出现脑疝。

五、临床表现

潜伏期一般为 1～2 天，最短 1 天，最长 7 天。

1. 普通型

（1）前驱期：仅部分患者有前驱期症状，主要表现为低热、咽痛、咳嗽及鼻塞等上呼吸道感染症状，持续 1～2 天。

（2）败血症期：突起寒战、高热，体温迅速升高，达 40℃以上，伴头痛、全身痛、精神极度萎靡等毒血症症状。多数患者皮肤黏膜出现瘀点，初呈鲜红色，常见于四肢、软腭、眼结膜及臀等部位，病情重者瘀点、瘀斑迅速增多、扩大，可出现皮肤坏死。本期持续 1～2 天。

（3）脑膜炎期：表现为剧烈头痛，频繁呕吐，呈喷射状，烦躁不安，可出现颈项强直、克尼格征及布鲁津斯基征等脑膜刺激征。重者可有谵妄、意识障碍及抽搐。此期持续 2～5 天。

（4）恢复期：经治疗体温逐渐下降至正常，意识及精神状态改善，皮肤瘀点、瘀斑吸收或结痂愈合。神经系统检查均恢复正常。约 10% 的患者可出现唇周疱疹。患者一般在 1～3 周内痊愈。

2. 暴发型

（1）休克型：多见于儿童，主要表现为循环衰竭，出现面色苍白、四肢厥冷、唇及指端发绀、脉搏细速、血压明显下降、脉压缩小、尿量减少或无尿。脑膜刺激征大多缺如，脑脊液检查多正常或仅细胞数轻度增加。

（2）脑膜脑炎型：主要表现为脑膜和脑实质损害，可在 24h 内出现频繁惊厥、昏迷，严重者发展为脑疝。

（3）混合型：可先后或同时出现休克型和脑膜脑炎型的症状。

3. 轻型

主要表现为轻微头痛、低热及咽痛等上呼吸道症状，可见少量出血点。

4. 慢性败血症型

本型较为少见，多见于免疫功能低下或有其他慢性疾病者。主要表现为间歇性发冷、寒战、发热、皮疹、关节痛及全身无力等。皮疹多表现为充血性斑丘疹，也可出现结节样红斑。四肢关节痛呈游走性，以发热期为甚。

5. 特殊人群流脑的特点

（1）婴幼儿：颅内高压表现常不典型，表现为前囟隆起，张力高。

（2）老年人：症状不典型，血白细胞数可不高，预后差，病死率高。

六、实验室检查

（1）血象：白细胞总数明显增加，中性粒细胞升高。

（2）脑脊液检查：脑膜炎期脑脊液压力增高，外观呈浑浊米汤样甚或脓样；白细胞数明显增高至 $1.0×10^9$/L 以上，以多核细胞为主；糖及氯化物明显减少，蛋白含量升高。

（3）细菌学检查：皮肤瘀点处的组织液或离心沉淀后的脑脊液做涂片染色可获得阳性结果，是早期诊断的重要方法。取瘀斑组织液、血或脑脊液进行培养。应在使用抗菌药物前采集标本。

（4）血清免疫学检查：常用对流免疫电泳法、乳胶凝集试验、反向间接血凝试验、ELISA 法等进行脑膜炎奈瑟菌抗原检测，主要用于早期诊断，阳性率在 90% 以上。

七、诊断

1. 疑似病例

流脑流行季节，有流脑相关的临床表现或脑脊液检查符合化脓性脑膜炎表现者。

2. 临床诊断病例

同时满足以下两项。

（1）疑似病例伴有皮肤黏膜瘀点、瘀斑。

（2）瘀点（斑）组织液、脑脊液涂片可见革兰染色阴性肾形双球菌。

3. 确诊病例

疑似或临床诊断病例，具有以下任一项者：

（1）血液、脑脊液和瘀点（斑）组织液培养出脑膜炎奈瑟菌；

（2）血液、脑脊液和瘀点（斑）组织液脑膜炎奈瑟菌核酸检测阳性；

（3）脑膜炎奈瑟菌特异性多糖抗原检测阳性；

（4）血清 IgG 抗体阳转或恢复期较急性期滴度呈 4 倍及以上升高。

八、鉴别诊断

1. 其他细菌引起的化脓性脑膜炎、败血症或感染性休克

肺炎链球菌感染多见于成年人，大多继发于肺炎、中耳炎和颅脑外伤。流感嗜血杆菌感染多见于婴幼儿。金黄色葡萄球菌引起的脑膜炎多继发于皮肤感染。铜绿假单胞菌脑膜炎常继发于腰穿、麻醉、造影或手术后。革兰阴性杆菌感染易发生于颅脑手术后。此外，上述细菌感染均无明显季节性，以散发为主，无皮肤瘀点、瘀斑。确诊有赖于细菌学检查。

2. 结核性脑膜炎

多有结核病史或密切接触史，无季节性，起病缓慢，病程较长，有低热、盗汗、消瘦等症状，神经系统症状出现晚，无瘀点、瘀斑，脑脊液以单核细胞为主，蛋白质增加，糖和氯化物减少；脑脊液涂片可检查出抗酸染色阳性杆菌。

九、治疗

（一）一般治疗

（1）按呼吸道传染病隔离。

（2）卧床休息，保证热量，注意水、电解质平衡，维持内环境稳定。

（3）密切观察病情，保持口腔、皮肤清洁，预防并发症。暴发型流脑需严密监测生命体征，特别是瞳孔和呼吸节律变化。

（4）高热者可进行物理降温和使用退热药物。

（5）注意其他脏器的支持治疗。

（二）病原治疗

流脑治疗的关键是早期、足量应用敏感且能透过血脑屏障的抗菌药物，疗程常为 7 天（根据临床恢复情况，必要时延长疗程）。在开始抗菌治疗前应留取标本并及时送检。

1. 青霉素类

（1）首选青霉素 G，成人 1600 万～2400 万 U/d，静脉滴注，每 4～6h1 次；儿童 20 万～40 万 U/（kg·d），静脉滴注，每 4～6h1 次，最大剂量不超成人剂量。

（2）阿莫西林：成人 3～4g/d，静脉滴注，每 6～8h1 次；儿童 50～100mg/（kg·d），静脉滴注，每 6～8h1 次。

（3）氨苄西林：成人 8～12g/d，静脉滴注，每 4～6h1 次；儿童 200～300mg/（kg·d），静脉滴注，每 4～6h1 次。

2. 头孢菌素类

青霉素过敏或耐药（MIC≥0.1mg/L）时，可选用第三代头孢菌素。

（1）头孢曲松：成人及 12 岁以上儿童 2～4g/d，静脉滴注，分 1～2 次；婴儿及 12 岁以下儿童 50～100mg/（kg·d），静脉滴注，分 1～2 次，最大剂量不超成人剂量。

（2）头孢噻肟：成人 8～12g/d，静脉滴注，每 6h1 次；儿童 200～300mg/（kg·d），静脉滴注，每 6h1 次。

（三）对症治疗

出现脑水肿时，积极脱水治疗，预防脑疝。出现休克症状时积极抗休克治疗，在充分液体复苏的基础上，合理使用血管活性药物，密切监测患者血压、心率、尿量变化。

十、预防

保持良好的卫生习惯，保持环境清洁和通风，在流脑流行季节避免前往人群密集、通风不良的场所。

接种脑膜炎奈瑟菌疫苗是控制和预防流脑传播最有效的措施。

第六章
其他感染性疾病

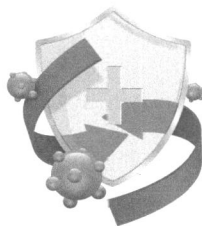

第一节　肾综合征出血热

　　肾综合征出血热（HFRS）又称流行性出血热（EHF），是由汉坦病毒属病毒引起的以啮齿类动物为主要传染源的自然疫源性疾病。本病的主要临床特征为发热、出血、低血压休克及肾脏损害。

一、病原学

　　汉坦病毒为负链 RNA 病毒。该属病毒外观为球形或卵圆形，表面包有囊膜，内质在电镜下呈颗粒丝状结构。

　　汉坦病毒为有囊膜病毒，因此使用一般的脂溶剂和消毒剂如氯仿、丙酮、β-丙内酯、乙醚、酸（pH<3.00）、苯酚、甲醛等均很容易将其灭活。此外，加热至 60℃ 10min、100℃ 1min、紫外线（10~15min）也可将其灭活。

　　我国疫区主要流行的汉坦病毒为 HTNV（血清 I 型）和 SEOV（血清 II 型）。HTNV 主要引起重型出血热，黑线姬鼠、大林姬鼠为疫区主要的宿主动物。SEOV 在我国主要引起轻型出血热，褐家鼠、实验用大白鼠为主要的宿主动物。

二、流行病学

（一）宿主动物和传染源

中国已检出自然感染或携带汉坦病毒的脊椎动物有 74 种，其中啮齿类动物是汉坦病毒的主要宿主动物。

（二）传播途径

本病系多途径传播，包括接触传播、呼吸道传播、消化道传播、虫媒传播、母婴垂直传播。

（三）人群易感性

人群对本病普遍易感，发病以男性青壮年为主。

三、发病机制

目前，多认为本病的发病机制可能与病毒的直接作用和免疫损伤有关。

四、病理

本病的基本病理改变为全身小血管和毛细血管的广泛损害，血管内皮细胞呈节段性肿胀变性、疏松，甚至管壁发生纤维蛋白样坏死和破裂崩解，造成管腔高度扩张、充血淤血，管腔内可见血栓形成，管壁脆性增加，通透性增高，引起血浆大量渗出和出血及各组织器官的充血、出血、变性甚至坏死。

五、临床表现

本病潜伏期 4～46 日，一般为 7～14 日。典型病例起病急骤，无明显前驱症状。

HFRS 的典型临床表现是发热、出血和肾脏损害三类主要症状及发热、低血压休克、少尿、多尿和恢复期五期经过。

（一）发热期

起病急，主要表现为感染中毒症状、毛细血管和小血管中毒症状及肾脏损伤的症状体征。

1. 感染中毒症状

典型病例有畏寒、寒战、高热，体温在 38～40℃之间，热型多为弛张热、稽留热或不规则热，一般持续 4～7 日。部分患者伴头痛、腰痛、眼眶痛（三痛）及全身关节酸痛。头痛以两颞部和前额部为主，重者或为全头痛，性质以胀痛为主。腰痛轻者仅感两侧肾区胀痛及肾区叩击痛，重者剧痛不敢平卧和翻身，局部拒按。眼眶痛以眼眶胀痛为主，眼球活动时尤甚。

2. 充血和出血

于病程第 2～3 日，半数患者眼球结膜及颜面部、颈部和上胸部皮肤出现显著的充血潮红（三红），似酒醉貌。黏膜出血多见于软腭、悬雍垂及咽后壁，表现为网状、点状出血或为出血斑，但扁桃体不肿大。眼球结膜也可见点状或斑片状出血。皮肤出血好发于双侧腋下及前胸和肩背部，多为出血点或搔抓样、条索样出血斑点，针刺部位也可见到瘀斑。患者早期束臂试验可呈阳性。

3. 渗出与水肿

水肿多见于眼球结膜，为本病早期特有的表现。轻者眼球转动或用手挤压上、下眼睑时可见球结膜出现涟漪状波纹或皱褶，中度水肿时球结膜呈水疱状，明显突出于角膜平面，重度水肿是指隆起的球结膜呈胶冻样或鲜荔枝肉样，突出于眼裂平面。中重度球结膜水肿常伴有眼睑和颜面部水肿，甚至出现渗出性腹水、渗出性胸腔积液和心包积液。

4. 肾脏损害

肾脏损害在病程第 2～4 日即可出现，表现为蛋白尿、血尿和少尿。

（二）低血压休克期

发热 4～6 日后，体温渐退或骤退，但其他症状反而加重，部分患者出现低血压或休克，持续时间从数小时至数日不等。

低血压休克主要表现为：

① 血压下降与心率、脉搏增快。根据血压和脉压水平分为低血压倾向、低血压和休克，其动脉收缩压分别≤100mmHg、≤90mmHg 和≤70mmHg；脉压分别≤30mmHg、≤26mmHg 及≤20mmHg。

② 面色与口唇苍白或发绀，肢端发凉，皮肤发花。

③ 意识障碍。初为烦躁不安，继之可出现谵妄、嗜睡、昏睡、昏迷。

④ 少尿或无尿。

⑤ 中心静脉压（CVP）降低（＜6mmHg）。

（三）少尿期

本期一般出现于病程第 5～8 日，持续时间为 3～5 日，长者可达 2 周以上。

1. 少尿或无尿和氮质血症

少尿或无尿为本病急性肾衰竭最突出的表现。以 24h 尿量少于 400mL 为少尿，少于 100mL 为无尿。急性肾衰竭常伴发不同程度的尿毒症、酸中毒、水中毒和水电解质平衡失调。临床可见厌食、恶心、呕吐、腹胀、口干舌燥，常出现顽固性呃逆，查体可见面部和下肢水肿，部分患者可伴肺水肿、胸水和腹水。此外，血尿素氮（BUN）和肌酐（Cr）多明显升高。

2. 肾性脑病

为代谢性脑病之一，多见于 BUN>50mmol/L 或 Cr>1500µmol/L 的肾衰竭患者。临床表现有头昏、头痛、嗜睡、烦躁、谵妄，甚至抽搐、昏迷。重者可出现锥体束征、踝阵挛和扑翼样震颤等体征。

3. 出血倾向和贫血

虽然进入少尿期几日后外周血小板计数多明显回升甚至超过正常水平，但皮肤、黏膜出血在本期往往加重，常伴有呕血、咯血、便血和血尿。少尿期持续超过 1 周的患者多有轻重不等的贫血和高血压。

4. 高血容量综合征

高血容量综合征在本病患者中发生率较高。临床可见此类患者面部浮肿、体表静脉充盈怒张、脉洪大、血压增高、脉压增大、心音亢进及血液稀释，严重者易合并心力衰竭、肺水肿及脑水肿。

5. 电解质和酸碱平衡紊乱

本病少尿期急性肾衰竭时较少合并代谢性酸中毒。低血钠和高血钾在本期较为常见，但前者多为稀释性低钠，高血钾多不超过 6.5mmol/L。

（四）多尿期

少尿期后尿量逐渐增多，进入多尿期。每天尿量超过 3000mL 为多尿，但尿量增至每天 2000mL 即开始进入多尿期。

本期多出现于病程第 9～14 日，大多持续 1～2 周，少数可长达数月之久。

（五）恢复期

多数患者病后第 3～4 周开始恢复。一般以尿量减至每天 2000mL 左右且 BUN 和 Cr 降至正常为进入恢复期的标志。少数重症患者恢复时间较长，需 1～3 个月或更久。

六、分型

（1）轻型：体温 39℃ 以下，中毒症状轻，有皮肤黏膜出血点，尿蛋白"+～++"，无少尿和休克。

（2）中型：体温 39～40℃，中毒症状较重，球结膜水肿明显，皮肤黏膜有明显瘀斑，有低血压和少尿，尿蛋白"++～+++"。

（3）重型：体温 40℃ 以上，有中毒症状和外渗症状或出现神经症状，可有皮肤瘀斑和腔道出血，有明显休克，少尿达 5 日或无尿 2 日以内。

（4）危重型：在重型基础上出现难治性休克、重要脏器出血、严重肾损害（少尿 5 日以上，无尿 2 日以上）或其他严重并发症，如心力衰竭、肺水肿、继发严重感染、脑水肿或脑出血，甚至多器官功能障碍综合征（MODS）等。

七、实验室检查

（一）常规检查

1. 血常规

白细胞总数自第 2～4 病日开始升高，低血压休克期及少尿期达高峰，多在（15～30）×10⁹/L，少数重症患者达（50～100）×10⁹/L；中性粒细胞同时增多，核左移，重型尚可见晚、中、早幼粒细胞，呈现类白血病反应。异型淋巴细胞早在病程第 1～2 日即可出现，且逐日增多，至病程第 4～5 日达高峰；一般为 5%～14%，15% 以上多属危重患者。红细胞和血红蛋白自发热期末开始上升，低血压休克期达高峰（血红蛋白多在 150g/L 以上），至少尿期下降，其动态变化可用于判断血液浓缩和稀释的情况，指导治疗。血小板计数自病程第 2 日即开始减少，在低血压和少尿期降至最低水平（10～60）×10^9/L，并有异型和巨型血小板出现，个别危重型患者血小板计数≤5.0×10^9/L。

2. 尿常规

在病程第 2～3 日即开始出现蛋白尿，并迅速进展，可在 1 日内由"+"突增至"+++～++++"，往往至多尿后期和恢复期方转为阴性。

（二）血液生化检查

1. 尿素氮和肌酐

血尿素氮和肌酐于发热末期或低血压休克初期即可升高，少尿期和多尿早期达高峰，以后逐渐下降，升高程度和速度与病情轻重成正比。

2. 酸碱测定

发热期和低血压早期以呼吸性碱中毒为主；休克和少尿期以代谢性酸中毒为主，有时可伴呼吸性碱中毒；多尿期以代谢性碱中毒为主，低钾性碱中毒尤为常见。

3. 电解质

发热期和低血压休克期血钾往往偏低，少尿期可上升为高血钾，多尿期又降低。血钠和血氯在全病程均降低，以低血压休克期和少尿期最显著。

（三）凝血功能检查

出现 DIC 时可见血小板计数减少（一般低于 $50 \times 10^9/L$），纤维蛋白原降低和凝血酶原时间延长，血浆鱼精蛋白副凝固试验（3P 试验）阳性，进一步检查凝血酶时间、纤维蛋白降解产物及 D- 二聚体等可判定继发性纤溶是否存在。

（四）免疫学检查

外周血淋巴细胞亚群检测可见 CD_4^+/CD_8^+ 细胞比值下降或倒置。体液免疫方面，血清 IgM、IgG、IgA 及 IgE 普遍升高，总补体和补体 C3 和 C4 下降，可检出特异性循环免疫复合物。

（五）特异性检查

1. 病毒抗体测定

本病特异性 IgM 和 IgG 抗体出现较早，多于 3～5 病日即可检出，持续时间长（IgM 抗体可保持 2 个月以上）。

2. 病毒抗原的检测

用免疫酶染色法可检测外周血白细胞内的病毒抗原，但操作方法比较烦琐，实际工作中很少应用。

3. 病毒核酸的检测

采用反转录聚合酶链反应技术（RT-PCR）可从早期（病程第 10～15 日前）患者外周血的血清、血浆、白细胞或血凝块研磨物中检出汉坦病毒 RNA。

八、诊断

（1）流行病学史：流行季节，在发病前 2 个月内，有疫区野外作业史及留宿史，或与鼠类等宿主动物或其排泄物的直接或间接接触史，或食用过未经充分加热的被鼠类污染的食物史。相当多的患者没有明确的与鼠类直接或间接接触史。

（2）临床表现：主要依据三类症状体征和五期经过，即以短期发热和"三痛"为主的感染中毒症状，以充血（三红）、渗出和出血为主的体征及肾脏损害的表现。典型患者应具备发热、低血压（休克）、少尿、多尿和恢复期五期经过，非典型患者注意有无多尿期（尿量＞3000mL/d）。轻症或非典型病例的诊断常需借助实验室检查。

（3）实验室检查：如早期血液常规化验出现"三高一低"（即外周血 WBC 增高，异型淋巴细胞比率增高，血红蛋白增高和血小板计数减少），且尿蛋白"++"以上，结合临床可以拟诊本病。确定诊断有赖于检出血清抗汉坦病毒 IgM 阳性或双份血清抗汉坦病毒 IgG 阳性且滴度递增 4 倍以上。发病 15 日内应用 RT-PCR 检出血清致病性汉坦病毒 RNA 阳性具有重要诊断价值，确定诊断应参考血清学检测结果并结合临床综合判断。

九、治疗

本病目前尚无特效疗法，主要针对各期的病理生理变化，进行综合性、预防性治疗。抓好"三早一就"（早发现、早休息、早治疗和就近在有条件的地方治疗），把好"三关"（休克关、少尿关及出血关），对减轻病情、缩短病程和改善预后具有重要意义。

（一）发热期治疗

1. 一般治疗

早期卧床休息，避免搬运，给予营养丰富、易于消化的饮食。高热者可予物理降温，慎用发汗退热药物。静脉补入适量平衡盐和葡萄糖等液体，每天按 1000～1500mL 给予，发热末期每天静脉液体入量可增至 1500～2000mL，平衡盐溶液（如复方醋酸钠液）或生理盐水的用量可增至总量的 1/3 甚至 1/2，并及时根据体温、血压、尿量及血液浓缩情况予以调整。渗出体征明显者，应及时加用胶体液如低分子右旋糖酐、羟乙基淀粉（706 代血浆）、新鲜或冻干血浆等，以预防低血压休克的发生。

2. 抗渗出治疗

可选用钙剂、甘露醇和糖皮质激素等。

3. 抗出血治疗

可给予维生素 C、酚磺乙胺（止血敏）、卡巴克洛（安络血）及糖皮质激素等。

4. 抗病毒治疗

本病早期（病程第 3～5 天前）及时给予抗病毒治疗，具有减轻病情、缩短病程的显著作用。抗病毒治疗可选用利巴韦林、α- 干扰素和抗汉坦病毒单克隆抗体。

利巴韦林具有广谱抗病毒作用。宜早期应用，按每天 15～30mg/kg，分 2 次加入 10% 葡萄糖 250mL 中静滴，成人可以利巴韦林 400～600mg 溶于 10% 葡萄糖液 250mL 内静滴，每天 2 次，疗程 3～7 天。

若选用 α- 干扰素宜 500 万单位肌注，每天 1 次，疗程 3～5 天。

（二）低血压休克期治疗

1. 基础治疗

① 严禁转运和搬动，宜就地抢救。

② 严密监测血压、心率、呼吸、神志和出血情况，注意

患者保暖，记录 24h 出入量。

③ 保持患者呼吸道畅通，常规吸氧。

④ 建立和保持静脉通路畅通，根据抢救需要及时建立多路静脉通道。

⑤ 寒冷季节输入的液体应加温到 25℃左右。

⑥ 保持病室清洁卫生，积极预防和治疗其他病原体的感染。

2. 扩充血容量（液体复苏治疗）

（1）液体种类：首选复方醋酸钠注射液、生理盐水注射液或糖盐水注射液等晶体液，胶体液可选用低分子右旋糖酐、羟乙基淀粉、血浆和白蛋白注射液等。

（2）补液量：依据临床经验，一般低血压倾向、低血压和休克时每天输入液量分别为 3000mL、4000mL 和 5000mL 左右。按公式计算，每天补液总量 = 出量（尿量 + 排泄量）+2.4× 体温升高度数（℃）× 体重（kg）+1000（mL）。也可依据血红蛋白量进行计算，即血红蛋白每上升 10g/L，相当于丢失血浆 300mL，约需补液 1000～1200mL。

（3）补液原则与速度：可以参照"先快后慢、先晶后胶、晶三胶一、胶不过千"的原则施行。为了保证液体能及时快速输入，可建立 2 个以上静脉通道或用 9 号以上针头穿刺大的浅部或深部静脉，以便快速或加压输注。发生休克时首次 500mL 液体应在 30min 内滴（注）入，并在其后的 60～90min 内快速输入 1000mL，以后根据血压、脉压、血红蛋白量、末梢循环、组织灌注及尿量的动态变化，决定滴速和用量。一般先输入晶体液，后给予胶体液。晶体液与胶体液的比例为 3：1～5：1，渗出严重的患者可以加大胶体液特别是血浆的比例。注意低分子右旋糖酐 24h 用量不宜超过 1000mL，否则易加重血液的低

219

凝状态，导致大出血。

扩容是否足量，可观察是否达到了下列指标：

① 收缩压达 90～100mmHg。

② 脉压 30mmHg 以上。

③ 心率 100 次 / 分左右。

④ 尿量 25mL/h 以上。

⑤ 微循环障碍缓解。

⑥ 红细胞、血红蛋白和血细胞比容接近正常。

有监护条件的 HFRS 危重型低血压休克的患者，可监测中心静脉压（CVP），使之达到 8～12cmH$_2$O，对于进行机械通气或存在心室顺应性改变的患者推荐维持在 12～15cmH$_2$O；平均动脉压（MAP）维持≥65mmHg；尿量≥0.5mL/（kg·h）；中心静脉血氧饱和度（或上腔静脉 ScvO$_2$）≥70%，或混合静脉血氧饱和度（SvO$_2$）≥65%。

3. 纠正酸中毒

低血压休克多伴有代谢性酸中毒，可选用 5% 碳酸氢钠静滴，用量可根据血气结果或经验确定，24h 不宜超过 800mL。

4. 强心药物的应用

对老幼患者和心肺功能不全的患者，或大量快速输液可能出现心力衰竭肺水肿的患者，可酌用毛花苷丙（西地兰）0.4mg（儿童 0.02～0.03mg/kg）或毒毛旋花苷 K 0.125～0.25mg（儿童 0.005～0.01mg/kg），加入葡萄糖注射液中静脉缓慢推注，必要时 12h 后重复 1 次全量或半量注射。

5. 血管活性药物的应用

经快速补液、纠酸、强心等处理后血压回升仍不满意者，可酌情选用多巴胺 100～200mg/L、间羟胺（阿拉明）100～200mg/L 及去甲肾上腺素、多巴酚丁胺等静滴。

6. 糖皮质激素

可酌用氢化可的松 200～300mg/d 稀释后静滴或地塞米松 10～15mg/d 静推，也可应用甲泼尼龙治疗。

7.DIC 或继发性纤溶的治疗

应根据临床和实验室检查结果给予 DIC 患者抗凝治疗，按 1mg/kg 体重予肝素稀释后静滴，必要时可重复 1 次。应用时最好同时监测试管法凝血时间，肝素用量以凝血时间不超过 25～30min 为宜，肝素过量时可用等量硫酸鱼精蛋白中和。

继发性纤溶可予氨甲苯酸（止血芳酸）、6- 氨基己酸或氨甲环酸（止血环酸）治疗，氨甲苯酸予以 0.2～0.4 克 / 次稀释后静滴，2～4 次 / 日，氨基己酸 4.0～6.0 克 / 次，静脉滴注，1～3 次 / 日。

（三）少尿期治疗

稳定机体内环境、促尿利尿和防治严重并发症是本期的治疗原则。

1. 稳定机体内环境

主要是维持水、电解质和酸碱平衡，应严格限制液体入量，每天补液量为前一日尿量和吐泻量加 500～800mL，近年随着血透治疗的普及，少尿期的补液量可适度放宽。静脉补入的液体应以高渗糖为主，并限制含钾药剂的应用。HFRS 患者少尿期低钠血症多为稀释性低钠，一般无需补钠治疗。本病少尿期较少出现严重高钾血症，必要时可临时推注 10% 葡萄糖酸钙或静脉滴注高渗葡萄糖和正规胰岛素（每 4g 糖加用 1 单位胰岛素）。有条件时应及时进行血液透析，以降低过高的血钾浓度。

2. 促进利尿

一般应在血压稳定 12～24h 后开始。首选 20% 甘露醇 125mL 静推或快速静滴，若无效即选用呋塞米（速尿）20～40mg/ 次加入液体中滴注 / 推注，若仍未排尿可加大剂量至 100～200mg/ 次，每天 2～5 次。

对于高血容量综合征，除加强利尿治疗外，应争取早期血液透析超滤脱水或行导泻治疗，若无上述条件或因消化道出血不宜导泻者，可考虑放血疗法，通常 1 次可从外周或深部静脉穿刺放血 200～400mL。

3. 导泻

无血透或其他透析条件时可采用导泻治疗。予 20% 甘露醇口服，100～150mL/ 次，每天 2～4 次；50% 硫酸镁、番泻叶等也可选用。对于导泻治疗中排便次数较多的患者应注意并发水电解质紊乱的风险。

4. 血液净化治疗

可酌情选用血液透析或连续性肾脏替代疗法。

（四）多尿期治疗

移行期及多尿早期的治疗原则同少尿期，对于尿量迅速增加的患者，应防止发生严重脱水、低血容量性休克、低血钾、低血钠及非酮症高渗性昏迷，适时补足液体及电解质，逐渐增加蛋白质及高热量饮食，对于不能进食的患者可静脉输注脂肪乳、复方氨基酸或肾脏必需氨基酸及血浆等。

（五）恢复期治疗

主要应加强营养，补充高蛋白、高热量和高维生素饮食，逐渐增加活动量，可选服参苓白术散、十全大补汤和六味地黄丸等补益中药。同时测定尿常规、血常规及肾功能，了解肾脏损伤及贫血等的恢复情况。

十、预防

应采取"环境治理、灭鼠防鼠、预防接种、个人防护"的综合性防治对策，以灭鼠防鼠和预防接种为主，对高发区的高危人群及其他疫区的高危人群应大力推行疫苗接种。

第二节　登革热

登革热是由登革病毒所致的急性虫媒传染病，主要通过伊蚊叮咬而传播。其临床特征为急性起病，高热，头痛，全身肌肉、骨骼和关节痛，皮疹，淋巴结肿大及白细胞减少。

一、病原学

登革病毒为 RNA 病毒，呈球形、哑铃状或棒状。

根据抗原性不同，登革病毒可分为 4 个血清型（DENV-1、DENV-2、DENV-3 和 DENV-4），4 种血清型均可感染人。

登革病毒对酸、脂肪溶媒、洗涤剂均敏感，用乙醚、紫外线、0.65% 甲醛溶液、乳酸、高锰酸钾、甲紫等皆可灭活。不耐热，50℃ 30min 或 100℃ 2min 均可灭活。耐低温及干燥，在 40℃ 条件下感染性可保持数周之久，在 –70℃ 或冷冻干燥环境中可长期保存。

二、流行病学

1. 传染源

患者和隐性感染者是主要传染源。在潜伏期末 6～18h 至起病 3 天内具有传染性。

2. 传播途径

通过蚊虫叮咬而传播。伊蚊是本病的主要传播媒介。

3. 人群易感性

普遍易感，但感染后仅有部分人发病。

4. 流行特征

我国主要流行区为海南、台湾、广东、广西、云南、浙江等地。主要发生于夏秋雨季，海南省流行期较长，多为 3～11 月，其他省区多为 5～10 月。

三、发病机制

登革病毒通过伊蚊叮咬进入人体，在单核 - 吞噬细胞系统增殖至一定数量后，即进入血液循环（第一次病毒血症），然后再定位于单核 - 吞噬细胞系统和淋巴组织之中。登革病毒复制至一定程度，再释放于血流中，引起第二次病毒血症。

受感染的白细胞释放白介素、干扰素等，导致发热、流感样、疼痛等感染中毒症状。第二次病毒血症后，登革病毒引发特异性免疫反应，刺激机体产生特异性抗体并激活各类能攻击受感染细胞的 T 细胞。

四、病理

登革热主要病理改变为：肝、肾、心和脑的退行性变；心内膜、心包、胸膜、腹膜、胃肠黏膜、肌肉、皮肤、肺及肾上腺不同程度的出血；皮疹内的小血管内皮细胞肿胀，血管周围水肿及单核细胞浸润。

重型登革热最显著的特征是血管通透性增加及凝血功能障碍。其主要病理改变为全身微小血管内皮损伤，血管通透性增加，血浆外渗，血液浓缩，血管周围水肿、出血及淋巴细胞浸润。

五、临床表现

潜伏期 3～15 天，一般为 4～8 天。

根据病情将其分为普通型登革热和重症登革热两种临床类型。

典型登革热根据临床过程分为急性发热期、极期和恢复期。急性发热期以发热等感染中毒血症表现为主，极期可出现血浆渗出及出血表现及器官损害等严重表现。病程为 5～8 天。

1. 普通型登革热

（1）发热及早期感染中毒症状：发热是最为常见的首发症状。通常起病急骤，1 天内体温可迅速上升至 40℃。发热持续 2～7 天，部分病例在病程第 3～5 天体温降至正常，1 天后再次上升，称为双峰热或马鞍热型。伴发的感染中毒症状包括头痛、眼球后痛、背痛，全身骨、关节、肌肉痛，极度乏力、食欲减退、恶心、呕吐等。早期体征可见结膜充血、颜面潮红、浅表淋巴结肿大及相对缓脉。

（2）皮疹：于病程 3～6 天出现，持续 3～4 天。50%～80% 的病例出现皮疹。皮疹的特点为多形性，多有痒感。可表现为麻疹样斑丘疹、猩红热样红斑疹、"红色的海洋包绕着白色的小岛（正常皮肤）"样皮疹或各种出血性皮疹如瘀点、瘀斑，尤其是四肢的针尖样出血点等。其中以麻疹样斑丘疹最为多见。同一患者可见不同形态皮疹。皮疹数量较多，分布较广，可出现在躯干、四肢，或头面部，但手掌、脚底通常缺如且大部分不脱屑，无色素沉着。上述皮疹的后三个特点有利于与麻疹区分。

（3）出血：25%～50%病例有不同程度、不同部位的出血，如牙龈出血、鼻出血及束臂试验阳性、皮下出血，内脏和浆膜腔出血等。出血多发生在病程的5～8天。

（4）其他：约1/4病例有肝大，黄疸不多见。

2. 重症登革热

通常起病时类似普通型登革热，3～5天后，尤其是在热退前后的24h左右，病情突然加重。可有胸、腹腔积液，消化道等多个器官大量出血及皮肤瘀斑。严重者血压进行性下降，若治疗不当或不及时，即可进展为休克，可于4～24h内迅速死亡。

高危人群包括：

① 二次感染患者。

② 伴有糖尿病、高血压、冠心病、肝硬化、消化性溃疡、哮喘、慢阻肺、慢性肾功能不全等基础疾病者。

③ 老人或婴幼儿。

④ 肥胖或严重营养不良者。

⑤ 孕妇。

重症预警指征包括：

① 退热后病情恶化。

② 严重腹部疼痛。

③ 持续呕吐。

④ 四肢湿冷。

⑤ 重要器官损害：如昏睡、易怒或烦躁不安；明显出血倾向；肝大＞2cm；少尿等。

⑥ 血小板小于 $50×10^9$/L。

⑦ HCT＞20%。

⑧ 白蛋白低于 30g/L。

六、实验室检查

1. 血常规检查

白细胞显著减少，可低至 $2×10^9/L$，分类中中性粒细胞比例减少，淋巴细胞相对增多，少数患者可见异型淋巴细胞；1/4～3/4 病例可有血小板减少。

2. 血清学检查

登革病毒 IgM 和 IgG 抗体检测是目前诊断登革病毒感染的重要手段。

血清特异性 IgM 抗体在起病 3～5 天后阳性率超过 50%；血清特异性 IgG 抗体在发病 1 周以后阳性提示初次感染，IgG 抗体在起病 1 周内阳性提示二次感染。有症状者 IgM 抗体阳性，可确定诊断。

3. 病毒核酸检测

用于检测急性期血中的登革病毒核糖核酸，有助于早期快速诊断登革病毒感染及血清型鉴定。

七、诊断

根据流行地区、流行季节，短期内出现大量发热患者等流行病学资料；临床表现为急性起病，高热，全身骨、关节及肌肉疼痛，皮疹，出血，淋巴结肿大等；实验室检查见白细胞及血小板减少，可临床诊断本病。

病原学、血清学检测可采集急性期及恢复期血液标本送检，急性发热期可应用登革热抗原（NS1）检测及病毒核酸检测进行早期诊断，有条件进行病毒分离。双份血清检查恢复期抗体滴度有 4 倍及以上升高也可有助于明确诊断。

有下列情况之一者可以诊断为重症：

① 严重出血，包括皮下血肿、呕血、黑便、阴道出血、肉眼血尿、颅内出血等。

② 严重血浆渗出引起休克、ARDS 等严重渗出表现者。

③ 重要脏器严重损伤，如严重肝损伤〔ALT 和（或）AST 大于 1000IU/L〕、急性肺损伤、急性心功能衰竭、急性肾衰竭、脑病（脑炎、脑膜脑炎）、失明等。

八、治疗

目前尚无特效抗病毒药物。普通型多为自限性，故以对症治疗为主。

1. 一般治疗

急性期应卧床休息，流质或半流质清淡饮食，防蚊隔离至完全退热。重型病例应加强护理，注意口腔和皮肤清洁，保持大便通畅。

2. 对症治疗

（1）退热治疗：以物理降温为主。慎用止痛退热药物。严重毒血症患者，可短程、小剂量使用肾上腺糖皮质激素，如泼尼松口服，每次 5mg，每天 3 次。对乙酰氨基酚可用作降温及减轻不适感，但应避免使用非甾体类抗炎药物如布洛芬及阿司匹林，以免加重出血。

（2）补液：尽可能以口服补液为主。有大量出汗致脱水者，应及时口服补液。切勿过量静脉补液，以免增加脑水肿发生的风险。

（3）镇静止痛：可给予地西泮、罗通定等对症处理。

（4）防治出血：可用卡巴克络、酚磺乙胺、维生素 C 及维生素 K 等止血药物。大出血病例应给予输注红细胞、血浆或血小板等。

3. 重症登革热的治疗

在循环支持治疗及止血治疗的同时，应当重视其他器官功能状态的监测及治疗；防治各种并发症。

九、预防

（1）控制传染源：地方性流行区或可能流行地区要做好登革热疫情监测预报工作，加强国境卫生检疫，做到早发现、早诊断、及时隔离治疗。

（2）切断传播途径：防蚊灭蚊是预防本病最重要的措施。

（3）保护易感者：以个人防护为主，做好个人防蚊措施。

第三节　流行性腮腺炎

流行性腮腺炎是由腮腺炎病毒引起的急性呼吸道传染病。全年均可发病，但以冬春季为主。患者主要是学龄期儿童。

一、病原学

腮腺炎病毒为 RNA 病毒，呈球形。人是腮腺炎病毒唯一的宿主。

腮腺炎病毒抵抗力弱，暴露于紫外线下迅速死亡。对甲醛、乙醇敏感，加热至 55～60℃时 10～20min 即可灭活。但耐寒，在 4℃时活力能保持 2 个月，在 –70℃可存活数年。

二、流行病学

1. 传染源

早期患者及隐性感染者均为传染源。患者腮腺肿大前 7 天至肿大后 2 周时间内，可从唾液中分离出病毒，此时患者具有高度传染性。

2. 传播途径

主要通过飞沫经呼吸道传播，也能通过接触被病毒污染的物品传播。妊娠早期可经胎盘传至胚胎导致胎儿发育畸形。

3. 人群易感性

人群普遍易感，感染后一般可获较持久的免疫力，再次感染极为罕见。

三、发病机制

腮腺炎病毒从呼吸道侵入人体后，在局部黏膜上皮细胞和局部淋巴结中复制，然后进入血流，播散至腮腺和中枢神经系统，引起腮腺炎和脑膜炎。病毒进一步复制后，再次侵入血流，形成第二次病毒血症，并侵犯第一次病毒血症时未受累的器官，如颌下腺、舌下腺、睾丸、胰腺等，引起相应的临床表现。

四、临床表现

潜伏期 8～30 天，平均 18 天。

1. 腮腺肿大

发病 1～2 天后出现颧骨弓或耳部疼痛，然后唾液腺肿大，体温上升可达 40℃。腮腺最常受累，通常一侧腮腺肿大后 1～4 天又累及对侧。腮腺肿大以耳垂为中心，向前、后、下发展，使下颌骨边缘不清。肿痛明显，有轻度触痛及感觉过敏；表面灼热，但多不发红；因唾液腺管阻塞，当进食酸性食物促使唾液分泌时疼痛加剧。腮腺肿大 2～3 天达高峰，持续 4～5 天后逐渐消退。

2. 脑膜炎

患者出现头痛、嗜睡和脑膜刺激征。一般发生在腮腺炎发病后 4～5 天。一般症状在 1 周内消失。脑脊液白细胞计数为 25×10^9/L 左右，主要是淋巴细胞增高。预后一般良好。脑膜脑炎或脑炎患者，常有高热、谵妄、抽搐、昏迷，重症者可致死亡。可遗留耳聋、视力障碍等后遗症。

3. 睾丸炎

常见于腮腺肿大开始消退时，患者又出现发热，睾丸明显肿胀和疼痛，可并发附睾炎、鞘膜积液和阴囊水肿。睾丸炎多为单侧，约 1/3 的病例为双侧受累。急性症状持续 3～5 天，10 天内逐渐好转。

4. 卵巢炎

发生于成年妇女，可出现下腹疼痛。右侧卵巢炎患者可酷似阑尾炎。有时可触及肿大的卵巢。一般不影响生育能力。

五、实验室及其他检查

（1）常规检查：白细胞计数和尿常规一般正常。

（2）血清和尿液中淀粉酶测定：发病早期，90% 患者血清和尿淀粉酶增高。淀粉酶增高的程度往往与腮腺肿大的程度成正比。

（3）脑脊液检查：有腮腺炎而无脑膜炎症状和体征的患者，约半数脑脊液中白细胞计数轻度升高，且能从脑脊液中分离出腮腺炎病毒。

（4）抗原检查：应用特异性抗体或单克隆抗体来检测腮腺炎病毒抗原，可作早期诊断。应用 PCR 技术检测腮腺炎病毒 RNA，可明显提高可疑患者的诊断率。

（5）病毒分离：应用早期患者的唾液、尿或脑膜炎患者的脑脊液，接种于原代猴肾、Vero 细胞或 HeLa 细胞可分离出腮腺炎病毒，3～6 天内组织培养细胞可出现病变而形成多核巨细胞。

六、诊断

主要根据有发热和以耳垂为中心的腮腺肿大，结合流行情况和发病前 2～3 周有接触史，诊断一般不困难。没有腮腺肿大的脑膜脑炎、脑膜炎和睾丸炎等，确诊需依靠血清学检查和病毒分离。

七、鉴别诊断

（1）化脓性腮腺炎：主要是一侧腮腺肿大，不伴睾丸炎或卵巢炎。挤压腮腺时有脓液自腮腺管口流出。外周血中白细胞总数和中性粒细胞计数明显增高。

（2）其他病毒性腮腺炎：甲型流感病毒、副流感病毒、肠道病毒中的柯萨奇 A 组病毒及淋巴细胞脉络丛脑膜炎病毒等均可以引起腮腺炎，需根据血清学检查和病毒分离结果进行鉴别。

八、治疗

1. 一般治疗

卧床休息，给予流质或半流质饮食，避免进食酸性食物。注意口腔卫生，餐后用生理盐水漱口。

2. 对症治疗

头痛和腮腺胀痛可应用镇痛药。睾丸胀痛可局部冷敷或用棉花垫和丁字带托起。

3. 抗病毒治疗

发病早期可试用利巴韦林 1g/d，儿童 15mg/kg 静脉滴注，疗程 5～7 天，但效果有待确定。

4. 预防睾丸炎

男性成人患者，为预防睾丸炎的发生，早期可用己烯雌酚，每次 2～5mg，3 次 / 天，口服。

九、预防

患者应按呼吸道传染病隔离至腮腺消肿后第 5 天。应用疫苗对易感者进行主动免疫。

第四节　麻　疹

麻疹是由麻疹病毒引起的急性出疹性呼吸道传染病，为我国规定的乙类传染病。主要表现为发热、流涕、咳嗽、流泪、畏光和皮肤斑丘疹等。

一、病原学

麻疹病毒为 RNA 病毒，只有一个血清型，人是麻疹病毒的唯一宿主。

麻疹病毒对外界抵抗力较弱，对热、酸、干燥、紫外线和一般消毒剂均敏感。在日光照射或流通空气中 20min 即失去致病力，56℃ 30min 即可灭活。

二、流行病学

患者是主要传染源。从潜伏期末至出疹后 5 天内都有传染性，以前驱期最强。主要经呼吸道飞沫传播和气溶胶传播。接触被病毒污染的物体亦可造成感染。人群对麻疹普遍易感。

三、发病机制

麻疹病毒进入人体口咽部后，吸附并侵袭呼吸道上皮细胞，繁殖扩散至局部淋巴组织，进入巨噬细胞或淋巴细胞，在感染后第 2 天或第 3 天发生第一次病毒血症，到达全身网状内皮细胞，并在该处广泛繁殖，在第 5～7 天发生第二次病毒血症，散布到全身皮肤黏膜、组织和器官，造成病变。

四、病理

麻疹的病理特征是感染部位数个细胞融合形成多核巨细胞，称为华弗细胞。

五、临床表现

潜伏期 7～21 天，一般为 10～14 天。

（一）前驱期

持续 2～4 天。首先出现发热、不适和厌食，随后出现流涕、打喷嚏、鼻塞、声音嘶哑和咳嗽等表现。结膜炎严重程度不一，可伴流泪或畏光。起病后 2～3 天约 90% 患者口腔出现麻疹黏膜斑（柯氏斑），为 0.5～1mm 白色、浅灰色隆起，基底发红，可发生融合，通常位于与第二磨牙相对的颊黏膜，也可蔓延至硬腭和软腭，为麻疹前驱期特征性体征，具有临床诊断意义。

（二）出疹期

多于发热 3～4 天开始出疹，持续 3～5 天。皮疹首现于耳后、发际、颜面部和颈部，逐渐蔓延至躯干和四肢，最后至手掌和足底。皮疹为淡红色斑丘疹，大小不等，直径 2～5mm，压之退色，可融合成片，疹间皮肤正常。此期中毒症状加重，体温升高，咳嗽加剧，全身淋巴结、肝、脾可肿大。手掌、足底出疹后，若无并发症，体温开始下降，进入恢复期。

（三）恢复期

出疹 3～5 天后，全身情况改善，皮疹按出疹顺序消退，疹退后留下棕褐色色素沉着及糠麸样脱屑，1～2 周后消失。

六、实验室检查

1. 血常规
外周血白细胞总数正常或减少，淋巴细胞计数可减少。

2. 其他检查
ALT、AST、肌酸激酶（CK）及其肌酸激酶同工酶（CK-MB）、乳酸脱氢酶（LDH）等可升高。

3. 血清学检查
未接种麻疹疫苗的患者血清麻疹病毒 IgM 抗体在出疹后 1～4 天出现，1 周左右达高峰，可持续 6～8 周。4～28 天内检测 IgM 抗体最敏感，出疹 3 天内可能为阴性。麻疹病毒 IgG 抗体在出疹后 7～10 天出现，2 周左右达高峰，可持续终身。接种麻疹减毒活疫苗后 8～56 天内麻疹病毒 IgM 抗体也可呈阳性。

七、诊断

1. 疑似病例
出疹前 7～21 天有麻疹患者接触史或麻疹流行地区居住或旅行史，并有发热、流涕、咳嗽、流泪、畏光和斑丘疹等临床表现者。

2. 临床诊断病例
疑似病例，出现柯氏斑或有麻疹典型的皮疹特点及出疹顺序。

3. 确诊病例

疑似病例或临床诊断病例，具有以下任一项者：

① 麻疹病毒特异性核酸阳性；

② 培养分离到麻疹病毒（非疫苗株）；

③ 出疹后 28 天内麻疹病毒 IgM 抗体阳性（采血前 8～56 天内无麻疹疫苗接种史）；

④ 血清麻疹病毒 IgG 抗体阳转或恢复期较急性期滴度呈 4 倍及以上升高。

八、鉴别诊断

1. 风疹

前驱期短，全身症状和呼吸道症状较轻，无口腔麻疹黏膜斑，发热 1～2 天出疹，皮疹分布以面、颈、躯干为主。1～2 天皮疹消退，疹后无色素沉着和脱屑，常伴耳后、颈部淋巴结肿大。

2. 幼儿急疹

突起高热，持续 3～5 天，上呼吸道症状轻，热骤降后出现皮疹，皮疹散在分布，呈玫瑰色，多位于躯干，1～3 天皮疹退尽，热退后出皮疹为其特点。

3. 猩红热

前驱期发热，咽痛明显，1～2 天后全身出现针尖大小红色丘疹，疹间皮肤充血，压之退色，面部无皮疹，口周呈苍白圈，皮疹持续 4～5 天随热降而退，出现大片脱皮。外周血白细胞总数及中性粒细胞显著增高。

4. 药物疹

近期服药史，皮疹多有瘙痒，低热或不发热，无黏膜斑及卡他症状，停药后皮疹渐消退。

九、治疗

以对症支持治疗为主，无有效抗病毒治疗药物。

（一）呼吸道隔离

疑似病例单间隔离，确诊患者可集中隔离。无呼吸道并发症的患者隔离至出疹后 5 天，有肺炎并发症的患者隔离至出疹后 10 天。

（二）一般治疗

1. 加强护理

保持眼结膜、口腔、鼻腔、皮肤清洁，及时清除分泌物。

2. 生命体征监测

病重或有基础疾病者给予呼吸、血氧饱和度、心电监测。

3. 退热

高热时给予适量退热药，辅以物理降温。

4. 保证足够的热量和水分

进食少及高热者给予静脉适量补液，防止、纠正脱水和电解质紊乱。

5. 补充维生素 A

每天一次给药，连续 2 天。12 月龄以上儿童每次 200000U，6 月至 11 月龄每次 100000U，小于 6 月龄每次 50000U，对于维生素 A 缺乏的有眼部症状的儿童，2～4 周后还应给予 1 剂相同剂量的维生素 A。

十、预防

麻疹患者隔离至出疹后 5 天，伴呼吸道并发症患者应延长至出疹后 10 天。

流行期间避免去公共场所或人多拥挤处，出入应戴口罩。预防麻疹的主要措施是麻疹疫苗接种。

第五节　传染性单核细胞增多症

传染性单核细胞增多症是主要由 EB 病毒原发感染所致的急性疾病。典型临床三联征为发热、咽峡炎和淋巴结肿大。

一、病原学

EB 病毒（EBV）是人类疱疹病毒，完整的病毒颗粒由类核、膜壳、壳微粒、包膜组成，电镜下呈球形。EBV 对生长条件的要求极为特殊，仅能在非洲淋巴瘤细胞、传染性单核细胞增多症患者的血液、白血病细胞和健康人脑细胞等中繁殖，因此病毒分离困难。

EBV 基因组编码 5 个抗原蛋白：衣壳抗原（VCA）、早期抗原（EA）、膜抗原（MA）、EBV 核抗原（EBNA）和淋巴细胞检出的膜抗原（LYDMA）。VCA 可产生 IgM 和 IgG 抗体，IgM 抗体在早期出现，持续 1～2 个月，提示新近感染，IgG 出现稍迟，可持续数年，不能区别既往或新近感染。EA 是 EBV 进入增殖周期初期时形成的抗原，其 IgG 抗体于发病后 3～4 周达高峰，持续 3～6 个月，是新近感染或 EBV 活跃增殖的标志。EBNA、LYDMA 和 MA 的 IgG 抗体均于发病后 3～4 周出现，持续终身，是既往感染的标志。

二、流行病学

本病世界各地均有发生，通常呈散发性，一年四季均可发病，以秋末和春初为主。亦可引起流行。

1. 传染源

人是 EBV 的贮存宿主，患者和 EBV 携带者为传染源。病毒在口咽部上皮细胞内增殖，唾液中含有大量病毒，排毒时间可持续数周至数月。EBV 感染后的长期病毒携带者，可持续或间断排毒达数年之久。

2. 传播途径

主要经口密切接触传播（口 - 口传播），飞沫传播并不重要。偶尔可通过输血传播。

3. 易感人群

本病多见于儿童和青少年。西方发达国家发病高峰为青少年，我国儿童发病高峰在学龄前和学龄儿童，体内出现 EBV 抗体，但常无嗜异性抗体。15 岁以上青年中部分呈现典型发病，EBV 病毒抗体和嗜异性抗体均阳性。10 岁以上人群 EBV 抗体阳性率为 86%，发病后可获得持久免疫力。

三、发病机制

其发病机制尚未完全阐明。EBV 进入口腔后先在咽部淋巴组织内复制，导致渗出性咽扁桃体炎，局部淋巴管受累、淋巴结肿大，继而侵入血液循环产生病毒血症，进一步累及淋巴系统的各组织和脏器。

四、病理

本病基本病理特征为淋巴组织的良性增生、淋巴结肿大、无化脓。淋巴细胞及单核 - 巨噬细胞高度增生，胸腺依赖区（副皮质区）的 T 细胞增生最为显著。肝、脾、肾、骨髓、中枢神经系统均可受累，主要为异常的多形性淋巴细胞浸润。

五、临床表现

潜伏期，儿童为 9～11 天，成人通常为 4～7 周。起病急缓不一，症状呈多样性，约 40% 有全身不适、头痛、畏寒、鼻塞、食欲缺乏、恶心、呕吐、轻度腹泻等前驱症状。本病病程 2～3 周，少数可延至数月。

发病期典型表现如下：

1. 发热

除极轻型病例外，均有发热，体温 38.5～40.0℃不等，无固定热型，部分患者伴畏寒、寒战，热程不一，数天至数周，也有长达 2～4 个月者，热渐退或骤退，多伴有出汗。病程早期可有相对缓脉。

2. 淋巴结肿大

70% 患者有明显淋巴结肿大，在病程第一周内即可出现，浅表淋巴结普遍受累，以颈部淋巴结最为常见，腋下、腹股沟次之，纵隔、肠系膜淋巴结偶尔亦可累及。直径 1～4cm，中等硬度，无粘连及明显压痛。肠系膜淋巴结受累可引起腹痛等症状，常在热退后数周消退。

3. 咽峡炎

半数以上患者有咽痛及咽峡炎症状，患者咽部、扁桃体、腭垂充血肿胀，少数扁桃体上有溃疡，被覆较厚的奶油色分泌物，24～36h 融合或消失，一般不侵及咽部黏膜。咽和鼻黏膜充血及水肿，严重的咽部水肿可引起吞咽困难及气道阻塞。

4. 肝脾大

大约 10% 的病例肝大，多在肋下 2cm 以内，ALT 升高，部分患者有黄疸，半数患者有轻度脾大，有疼痛及压痛，偶可发生脾破裂。

5. 皮疹

约 10% 的病例出现皮疹，呈多形性，有斑丘疹、猩红热样皮疹、结节性红斑、荨麻疹等，偶呈出血性。多见于躯干部，常在起病后 1～2 周内出现，3～7 天消退，无色素沉着及脱屑。

6. 其他

患者可出现神经症状，表现为急性无菌性脑膜炎、脑膜脑炎、脑干脑炎、周围神经炎等，临床上可出现相应的症状。偶见心包炎、心肌炎、肾炎或肺炎。

六、实验室检查

（一）血常规

血常规改变是本病的特征之一。早期白细胞总数可正常或偏低，以后逐渐升高，一般为（10～20）×10^9/L，亦有高达（30～50）×10^9/L 者，异型淋巴细胞增多，可达 10%～30%。异型淋巴细胞超过 10% 或其绝对数超过 1.0×10^9/L，具有诊断价值。异型淋巴细胞多在病后数天出现，通常持续 2 周。

（二）血清学检查

1.EB 病毒抗体测定

EBV 感染的血清学反应复杂多样。原发性 EBV 感染过程中首先产生针对衣壳抗原 IgG 和 IgM（抗 CA-IgG/IgM）；随后，抗早期抗原（EA）抗体出现，IgG 抗体于发病后 3～4 周达高峰，持续 3～6 个月，是新近感染或 EBV 活跃增殖的标志。在恢复期，抗核抗原抗体产生。抗 CA-IgG 和抗 NA-IgG 可持续终身。CA-IgM 抗体阳性是原发 EB 病毒感染的诊断依据。

2. 嗜异性凝集试验

患者血清中常含有属于 IgM 的嗜异性抗体，可与绵羊或马红细胞凝集。该抗体在病程第 1~2 周出现，持续约 6 个月。检测效价高于 1∶64 有诊断意义，若效价上升 4 倍以上则意义更大。

3. 病毒核酸检测

Real-timePCR 检测标本中的 EBVDNA 有较高的敏感性和特异性。患者外周血中 EBV 病毒载量在发病 2 周内达到峰值，随后很快下降，病程第 3 周左右后消失。EBVDNA 阳性提示机体存在活动性 EBV 感染，但不能判断是原发感染还是既往感染再激活。

七、诊断

主要依据临床表现、特性性血常规、EBV 抗体、EBV 核酸检测等进行诊断，嗜异性凝集试验也是诊断方法之一。有局部流行时，流行病学资料有重要参考价值。

八、鉴别诊断

注意与巨细胞病毒（CMV）、腺病毒、甲型肝炎病毒、风疹病毒等所致的单核细胞增多相鉴别。其中以 CMV 所致者最常见，免疫抑制治疗患者中更需鉴别。

九、治疗

本病多为自限性，预后良好。

主要为抗病毒治疗及对症治疗。早期应用更昔洛韦有明确的疗效，阿昔洛韦、干扰素等抗病毒制剂亦有一定治疗作用。

抗菌药物仅用于咽或扁桃体继发链球菌感染时，一般采用青霉素 G，疗程 7～10 天；避免使用氨苄西林或阿莫西林等。

重型患者，如咽喉严重病变或水肿，有神经系统并发症及心肌炎、溶血性贫血、血小板减少性紫癜等并发症时，应用短疗程肾上腺皮质激素可明显减轻症状。

小儿重症患者可联合使用抗病毒制剂及人免疫球蛋白 200～400mg/（kg·d），能有效改善症状，缩短病程。

十、预防

本病尚无有效的预防措施。急性期应呼吸道隔离，其呼吸道分泌物宜用漂白粉、氯胺或煮沸消毒。目前，研究者正在努力研发 EBV 疫苗。

第六节　巨细胞病毒感染

巨细胞病毒（CMV）感染是由人巨细胞病毒（HCMV）引起的先天性或后天获得性感染。CMV 感染大多呈亚临床型，显性感染者则有多样化的临床表现，严重者可导致全身性感染而死亡。

一、病原学

HCMV 是双链 DNA 病毒，呈球形。CMV 对宿主或组织培养细胞有明显的种属特异性，HCMV 只能感染人，且仅能在人胚成纤维细胞中增殖及分离、培养。病毒在细胞培养中增殖缓慢，复制周期为 36～48h。CMV 对外界抵抗力差，不耐热，亦不耐酸，65℃加热 30min，紫外线照射 5min 及乙醚等均可使之灭活。

二、流行病学

1. 传染源

患者及隐性感染者是本病主要的传染源，可长期或间歇自鼻咽分泌物、尿液、精液、阴道分泌物、乳汁或血液中排出病毒。CMV 感染可常年发生，无季节性。

2. 传播途径

（1）先天性感染：妊娠母体感染 HCMV 后，可通过胎盘将病毒传给胎儿引起先天性感染。母体感染后可产生抗体，再次生育时胎儿被感染的机会减少，但不能完全阻止垂直传播的发生。

（2）后天获得性感染：包括围生期新生儿经产道或母乳感染。密切接触感染，主要通过飞沫或经口感染，常经玩具传播给其他儿童。经输血、器官移植感染。通过感染者的宫颈和阴道分泌物经性交传播。

3. 易感人群

人群普遍易感。机体的易感性取决于年龄、免疫功能、生理及营养状态等因素。年龄越小，易感性越高，症状也越重。

三、发病机制

HCMV 主要通过与细胞膜融合或经吞饮作用进入宿主细胞，可广泛存在于受染患者全身各器官组织内。感染可以直接导致受染宿主细胞损伤，此外，还可通过免疫病理机制产生致病效应。HCMV 对感染者的体液免疫影响较小，主要导致细胞免疫功能抑制。

四、病理改变

HCMV 感染后的特征性病理改变为巨细胞及细胞内包涵体

的形成。HCMV 主要侵犯上皮细胞，受染细胞体积明显增大，细胞质内出现嗜碱性包涵体，继而在细胞核中央出现嗜酸性包涵体，呈圆形或椭圆形。嗜酸性包涵体周围有一透亮晕环与核膜分开，酷似猫头鹰眼，称为"猫头鹰眼细胞"。

五、临床表现

临床表现多样化，依感染程度、感染时间、感染对象不同而异。

（一）先天性感染

人类巨细胞病毒感染是最常见的先天性感染。可导致流产、死胎、早产。先天性 HCMV 感染的新生儿中，约 90% 出生时无明显症状；5% 于出生时或出生后不久出现典型的巨细胞包涵体病征，HCMV 感染可使胎儿泌尿系统、中枢神经系统以及肝、脾等受累。胎儿出生后可出现呼吸道感染、肝脾肿大、神经系统受累等全身症状，有较高死亡率。幸存者会遗留不同程度的智力低下、运动落后、语言表达能力障碍、瘫痪、畸形等后遗症。

（二）获得性感染

1. 婴儿 HCMV 感染

出生时经产道或哺乳感染。大部分婴儿没有症状或症状较轻，临床有异常表现者占 15%～33%，多数可有轻至中度的黄疸，肝大、肝功能异常，是婴儿肝炎综合征常见的病因之一。

2. 儿童 HCMV 感染

呈自限性，临床表现一般较轻，部分病儿有发热、皮疹、颈部淋巴结肿大、肝大、ALT 及 AST 轻至中度升高。血常规异型淋巴细胞增高与 EBV 感染相似但嗜异性凝集试验阴性。

3. 成人 HCMV 感染

大多数成人为隐性感染，但也可表现为类似传染性单核细胞增多症，并伴有发热、头痛、喉痛、肌痛、肝脾肿大。

（三）其他类型感染

1. 输血后单核细胞增多症

多于输血后 1~8 周出现症状，特别是心脏手术后，有发热、乏力、嗜睡、脾大、贫血等表现。实验室检查见异常淋巴细胞增多。与自然途径感染所致的 HCMV 单核细胞增多症呈同样的良性过程。

2. 器官移植后 HCMV 感染

潜伏期一般为 2 周~5 个月，平均 4 周。多于接受器官移植后 4~8 周，平均 6 周发病。临床表现有较大的差异，可仅出现轻度临床症状至严重多器官损害，甚至造成死亡，约 2/3 患者有不同程度的发热，同时出现全身不适、食欲减退、恶心、肌肉酸痛和关节痛。HCMV 是导致器官移植患者术后感染的主要病原体之一。

3. 免疫缺陷患者 HCMV 感染

各种免疫缺陷患者，尤以艾滋病患者及长期大量应用糖皮质激素、细胞毒免疫抑制剂及全身放化疗的患者最常见。HCMV 感染常导致间质性肺炎、全消化道炎、视网膜炎、脑炎及各种巨细胞病毒性疾病。其临床表现严重并且危险性大，有时可发展为致命性肺炎，难与呼吸窘迫综合征相区别，典型的 X 线表现为双侧间质性肺炎。

六、实验室检查

（一）一般检查

白细胞计数升高，淋巴细胞数量增多，并出现异形淋巴细胞，少数患者血常规可正常。婴幼儿患者常伴贫血、血小板减少；累及肝脏导致 CMV 肝炎的患者出现肝功能异常。

（二）病原学检查

1.病毒分离

是诊断 HCMV 感染最特异的方法。采集患者尿液、唾液、血液或活检组织标本，接种到人胚成纤维细胞进行体外培养、分离病毒可确诊该病。但该方法敏感性较差，检测周期长，临床难以推广。

2.病毒抗原检测

检测 HCMVPP65 抗原被国际公认为早期诊断 HCMV 活动性感染的首选实验室诊断指标。目前，临床检测 HCMVPP65 抗原的常用方法为免疫荧光技术，其敏感性和特异性可达 80%～85%。

3.HCMV 核酸检测

利用 PCR 技术进行 HCMV 基因检测，可提供病毒在患者体内存在的直接证据；其灵敏度很高，可在数小时内做出检测报告，已成为临床诊断 CMV 感染或带毒状态的重要手段。

（三）血清特异性抗体检测

检测 HCMV 特异性 IgM 和 IgG 抗体。IgM 抗体的检测结果作为判断 HCMV 近期感染或者活动性感染的依据，血清 IgG 抗体为 HCMV 既往感染的指标。

七、诊断

根据流行病学资料、临床症状和体征以及实验室检查结果的综合分析进行诊断，但确诊则需要结合特异性的实验室检查结果。

（一）流行病学

注意患儿是否有早产、先天性畸形等情况。注意患者发病前是否有输血、器官移植或骨髓移植，或免疫抑制治疗等情况。

（二）临床特点

新生儿出现原因不明的黄疸、肝脾大、严重紫癜、贫血、呼吸或消化道症状或有不明原因脑眼损害；儿童或成人出现原因不明的发热，淋巴细胞分类＞50%，以及异型淋巴细胞10%以上，嗜异性凝集反应阴性，均应高度怀疑本病。值得注意的是，HCMV 感染时也有淋巴细胞数不高或无异常淋巴细胞出现者。器官移植后、输血后、恶性肿瘤患者出现难治性肺炎时应考虑 HCMV 感染的可能。

（三）实验室检查

病原学和血清学检查结果阳性有助于确定诊断。外周血抗 HCMVIgM 阳性结果表明有活动性感染，对于婴幼儿患者可诊断该病，但由于成人人群中 HCMV 抗体的检出率很高，因此诊断意义有限。从受检者的血、尿、唾液或组织标本中分离出 HCMV 或检测到 CMV 核酸、PP65、病毒包涵体（需排除其他病毒感染）等即可诊断为 HCMV 感染，新生儿结合抗 HCMVIgM 结果可诊断为宫内感染或产时感染。

八、鉴别诊断

先天性 HCMV 感染应与新生儿弓形虫、风疹、单纯疱疹病毒感染、新生儿败血症等鉴别；后天获得性 HCMV 感染应与 EB 病毒所致的传染性单核细胞增多症、病毒性肝炎、肺炎等鉴别。主要依靠病原学和血清学检查结果确诊及鉴别。

九、治疗

（一）抗病毒治疗

1. 更昔洛韦（GCV）

是目前抗 HCMV 的首选药物。在 HCMV 感染的细胞中，更昔洛韦可以磷酸化为有活性的 GCV，GCV 不仅能竞争性抑制三磷酸脱氧鸟苷与病毒 DNA 聚合酶结合，还可以直接插入病毒 DNA 链中，抑制 HCMV-DNA 的合成。GCV5mg/（kg·12h），14～21 天，继以 5～6mg/（kg·d），6～7 天，维持治疗以及用于 AIDS 患者 HCMV 视网膜炎的治疗。GCV 的主要不良反应是骨髓抑制，常表现为中性粒细胞减少、贫血、血小板减少等。用粒细胞集落刺激因子可以改善上述不良反应。

2. 膦甲酸（FOS）

常用于不能耐受 GCV 治疗或 GCV 治疗失败的患者，并已获准用于 AIDS 患者并发 HCMV 视网膜炎的治疗。FOS 是一种非竞争性 HCMV-DNA 聚合酶抑制剂，并能抑制 HIV-1 反转录酶的活性。FOS60mg/（kg·8h），共 3 周，继以 90mg/（kg·d）维持治疗，可延缓视网膜病变的进展。主要不良反应为肾毒性、电解质紊乱、明显的胃肠道症状等。

3. 西多福韦（CDV）

为脱氧胞苷酸类似物，不需要病毒酶激活，除了具有抗 HCMV 的作用外，对腺病毒及单纯疱疹病毒也具有抗病毒活性。推荐用法为 5mg/kg 静脉注射，每周 2 次诱导治疗；继以

5mg/kg，每周 1 次的维持治疗。主要的不良反应为肾脏毒性，在静脉用药之前进行水化处理，同时合并应用丙磺舒，可明显减轻其不良反应。

（二）丙种球蛋白

静脉注射丙种球蛋白抗 HCMV 效果不明显，器官移植时丙种球蛋白与更昔洛韦联合应用，可以增加预防 CMV 感染的效果，该法用于成人骨髓移植、肾移植较肝移植效果好。高效价 CMV 免疫球蛋白可以通过与病毒表面包膜糖蛋白的相互作用，中和病毒感染力，减轻组织损害。

（三）免疫治疗

转移因子可提高机体细胞免疫能力，增加 NK 细胞和 T 淋巴细胞杀灭病毒的能力。有研究显示单克隆抗体联合更昔洛韦治疗也可增强其抗病毒疗效。

十、预防

对 HCMV 感染患者的分泌物及排泄物应彻底消毒。加强卫生宣传教育，养成良好的个人卫生习惯。

严格掌握输血的适应证及献血人员的筛选。器官或组织移植前应对机体进行 HCMV 血清学检查。高效价 HCMV-IgG 可以降低 HCMV 感染的发病率，特别是在 HCMV 抗体阴性的患者需接受 HCMV 抗体阳性的供体器官移植时。

第七节　发热伴血小板减少综合征

发热伴血小板减少综合征（SFTS）由我国新发现的发热

伴血小板减少综合征病毒（简称 SFTS 病毒）引起，是一种主要经蜱传播的自然疫源性疾病。临床表现主要为发热、血小板减少、白细胞减少、消化道症状及多脏器功能损伤等。

一、病原学

SFTS 病毒是我国于 2011 年首次发现和命名的，是导致发热伴血小板减少综合征的病毒，属于布尼亚病毒科白蛉病毒属。SFTS 病毒为 RNA 病毒，呈球形。

SFTS 病毒对热敏感，60℃、30min 能够完全灭活病毒，不耐酸，对紫外线、乙醚、氯仿、β- 丙内酯、甲醛等敏感，对次氯酸等常用含氯消毒剂亦敏感。

二、流行病学

1. 传染源

患者可为传染源。哺乳动物是否为储存宿主尚不清楚。

2. 传播途径

本病主要通过蜱叮咬传播。SFTS 病毒的主要传播媒介为长角血蜱。此外，本病可以发生人 - 人传播，人直接接触患者血液、分泌物或排泄物可引起感染。

3. 人群易感性

普遍易感。在丘陵、山地、森林等地区生活、生产的居民和劳动者以及赴该类地区户外活动的旅游者感染风险较高。

4. 流行特征

目前，病例报告主要分布在山区和丘陵地带的农村，呈高度散发状态。本病多发于春、夏季，不同地区可能略有差异。疾病的流行季节为 3～11 月，发病高峰的出现时间与当年的气象条件及蜱密度有关，一般出现在 5～7 月。

三、发病机制

该病发病机制尚不清楚。

四、临床表现

本病潜伏期一般为 5～15 天。

1. 发热期

急性起病，主要临床表现为发热，体温多在 38℃ 左右，重者持续高热，可达 40℃ 以上，部分病例热程可长达 10 天以上，伴乏力、全身酸痛、头痛及食欲缺乏，以及恶心、呕吐和腹泻等消化道症状。

体格检查常有颈部及腹股沟等浅表淋巴结肿大伴压痛，上腹部压痛等。可有相对缓脉。部分患者伴有肝脾大。

2. 极期

此时仍可有发热期的各种表现，少数病例病情危重，出现意识障碍、皮肤瘀斑、消化道出血、肺出血等，可因休克、呼吸衰竭、弥散性血管内凝血（DIC）等多脏器功能衰竭死亡。

3. 恢复期

该病为自限性疾病，病程两周左右，大部分患者预后良好。伴有慢性基础性疾病的患者以及出现神经系统症状、出血倾向明显、病毒载量持续增高、LDH、AST、ALT 及 CK 等血清酶活性持续增高者预后较差。

五、实验室检查

1. 血常规

80% 以上患者外周血白细胞计数减少，多为（1.0～3.0）× 10^9/L，重症可降至 $1.0×10^9$/L 以下，嗜中性粒细胞比例、淋巴细胞比例多正常；90% 以上血小板降低，多为（30～60）×10⁹/L，重症者可低于 30×10⁹/L。

2. 尿常规

半数以上病例出现蛋白尿（+～+++），少数病例出现尿潜血或血尿。

3. 生化检查

可表现为不同程度的 LDH、CK 及 AST、ALT 等升高，尤以 AST、CK-MB 升高为主，常有低钠血症。

4. 病原学检查

（1）核酸检测：患者血清中特异性核酸检测阳性，可确诊新型布尼亚病毒感染。核酸定量检测可以动态监测病情变化，持续高病毒载量常常是重症病例的特点。

（2）病毒分离：分离到病毒可确诊。

5. 血清学检查

血清特异性 IgM 抗体，一般在感染后 4 个月内可以检出。新型布尼亚病毒 IgG 抗体阳转或恢复期滴度较急性期 4 倍以上增高者，可确认为新近感染。特异性 IgG 在感染 5 年后仍可检测到。血清特异性总抗体阳性表明曾受到病毒感染。

六、诊断

依据流行病学史（流行季节在丘陵、林区、山地等地有工作、生活或旅游史等，或发病前 2 周内有被蜱叮咬史）、临床表现和实验室检测结果进行诊断。

具有上述流行病学史、发热等临床表现且外周血血小板和白细胞降低者可以临床诊断。

确诊需要具备下列之一：

① 病例标本新型布尼亚病毒核酸检测阳性。

② 病例标本检测新型布尼亚病毒 IgM 阳性或 IgG 抗体阳转或恢复期滴度较急性期 4 倍以上增高。

③ 病例标本分离到新型布尼亚病毒。

七、鉴别诊断

需与人粒细胞无形体病等立克次体病、肾综合征出血热、登革热、败血症、伤寒、血小板减少性紫癜和钩端螺旋体病等疾病相鉴别。

八、治疗

本病尚无特异性治疗手段，主要为对症支持治疗。

发热期和极期的患者应当卧床休息，流食或半流食，多饮水。密切监测生命体征及尿量等。

不能进食或病情较重的患者，应当及时补充热量，保证水、电解质和酸碱平衡，尤其注意对低钠血症患者补充钠。高热者物理降温，必要时使用药物退热。有明显出血或血小板明显降低（低于 $30 \times 10^9/L$）者，可输血浆、血小板。中性粒细胞严重低下（低于 $1 \times 10^9/L$）患者，建议使用粒细胞集落刺激因子。

继发细菌、真菌感染者，应当选用敏感抗生素治疗。同时，注意基础疾病的治疗。

九、预防

（1）一般患者不需隔离，但有出血表现者应尽量安排单间隔离。患者的血液、分泌物、排泄物及被其污染的环境和物品，采取高温、高压、含氯消毒剂等方式进行消毒处理。

（2）户外活动时注意个人防护，防治蜱虫叮咬。医务及陪护人员在接触患者血液、体液、分泌物、排泄物等时应戴乳胶手套。从事气管插管或其他可能接触患者血液或血性分泌物的操作时，应穿隔离衣并戴护目镜（或防护面罩）和外科口罩。

第八节　艾滋病

艾滋病，即获得性免疫缺陷综合征（AIDS），由人类免疫缺陷病毒（HIV）感染导致。

一、病原学

HIV 是 RNA 病毒，其最突出的特点是在反转录酶的作用下可以将其 RNA 基因组逆向转录为 DNA。CD_4 分子是 HIV 的受体，主要表达在具有辅助细胞免疫功能的 T 淋巴细胞上。在宿主细胞内，病毒反转录酶催化病毒 RNA 基因组反转录为双链 DNA。在细胞激活状态下，病毒 DNA 从胞浆中进入到细胞核内，在病毒编码的整合酶的作用下，HIV 前病毒（DNA）整合至宿主细胞核 DNA 上。经过转录后，HIVmRNA 翻译成蛋白，再经过修饰后和基因组 RNA 一起在细胞质膜上组装成病毒颗粒，在宿主细胞双层脂质膜的特定区域形成成熟病毒并出芽，从而完成病毒复制周期。

二、流行病学

1. 传播途径

HIV 的传播途径包括：同性性接触及异性性接触、血液及血制品和由感染母亲在分娩期、围生期或哺乳时传给婴儿。研究调查未证实 HIV 可以经过日常生活接触（握手、拥抱、礼节性亲吻、同吃同饮以及共用厕所、浴室、办公室、公共交通工具、娱乐设施等）、蚊虫叮咬等途径传播。

2.HIV 流行情况

艾滋病在 1985 年传入我国。我国 HIV 传播途径已经发生重大改变，2003 年以前以血液传播为主，现在以性传播为主。

三、发病机制

HIV 导致疾病的标志性改变是由 CD_4^+T 淋巴细胞数量减少、功能异常而继发的严重免疫缺陷。当 HIV 感染者的 CD_4^+T 淋巴细胞水平降低至一定水平后，其患机会性感染和机会性肿瘤的风险增大。

四、临床表现

1. 急性期

临床上呈典型的急性病毒感染综合征或类似传染性单核细胞增多症样临床综合征。主要表现为全身症状、神经系统症状和皮疹。

2. 无症状期

从最初感染至出现临床症状这段时间为临床潜伏期，在未经治疗的情况下一般为 6~8 年。疾病的进展与慢性感染期的 HIV 病毒血症水平直接相关。感染者的 CD_4^+T 淋巴细胞常以平均 $50/\mu L$ 的速度持续减少，但临床无症状。直至 CD_4^+T 淋巴细胞减少至危险水平（$<200/\mu L$），并发机会性感染和机会性肿瘤及进展至临床疾病期的风险增大。

3.AIDS 期

为感染 HIV 后的疾病终末阶段。患者 CD_4^+T 淋巴细胞计数多 <200 个 $/\mu L$。此期主要临床表现为 HIV 相关症状、体征

及多种机会性感染和肿瘤。

五、实验室检查

1.HIV 抗体检查

免疫印迹法是最常用的 HIV 感染确认试验。可以检测 HIV 所有 3 种基因（gag、pol 和 env）产物。如果免疫印迹法显示 3 种 HIV 蛋白（p24、gp41 和 gp120/160）条带中有 2 个蛋白条带阳性，可以明确 HIV 感染的诊断。

筛查试验呈阴性反应可出具 HIV-1（或 HIV-2）抗体阴性报告。筛查试验呈阳性反应，不能出具阳性报告，只能报告"HIV 抗体待复查"。经确认试验 HIV-1（或 HIV-2）抗体阳性者，出具 HIV-1（或 HIV-2）抗体阳性确认报告，并按规定做好咨询、保密和法定传染病的报告工作。

2.HIV 感染者的实验室监测

HIV 感染者血浆 HIVRNA 病毒定量和外周血 CD_4^+T 淋巴细胞计数对评估 HIV 感染者疾病的进展、治疗反应都至关重要。

（1）CD_4^+T 淋巴细胞计数：CD_4^+T 淋巴细胞是 HIV 感染最主要的靶细胞，HIV 感染人体后，CD_4^+T 淋巴细胞进行性减少。CD_4^+T 淋巴细胞计数的临床意义是：了解机体的免疫状态和病程进展，确定疾病分期和治疗时机，判断治疗效果和 HIV 感染者的临床并发症。

（2）HIV 病毒载量：最常用的两种方法是 RT-PCR 和 bDNA。通常应在确诊 HIV 感染时及以后每 3～6 个月检测一次。多数情况下，在有效治疗开始后 6 个月内，血浆中 HIVRNA 水平应＜50copies/μL，判定为治疗有效。

（3）HIV 耐药检测：HIV 耐药可以通过检测基因型或表型

这两种方法进行确认。

六、诊断

1.HIV 感染早期的诊断标准

（1）成人及 15 岁（含 15 岁）以上青少年 HIV 感染者，符合下列一项即可诊断。

① 3～6 个月内有流行病学史和 / 或有急性 HIV 感染综合征和 / 或有持续性全身性淋巴腺病（PGL）；

② 抗体筛查试验无反应，2 次核酸检测均为阳性；

③ 1 年内出现 HIV 血清抗体阳转。

（2）15 岁以下儿童 HIV 感染者 I 期的诊断需根据 CD_4^+T 淋巴细胞计数和相关临床表现来进行。

2.HIV 感染中期的诊断标准

（1）成人及 15 岁（含 15 岁）以上青少年 HIV 感染者，符合下列一项即可诊断：

① CD_4^+T 淋巴细胞计数为 200～500 个 /μL；

② 无症状或符合无症状期相关临床表现。

（2）15 岁以下儿童 HIV 感染者 II 期的诊断需根据 CD_4^+T 淋巴细胞计数和相关临床表现来进行。

3.AIDS 期的诊断标准

（1）成人及 15 岁（含 15 岁）以上青少年，HIV 感染加下述各项中的任何一项，即可确诊为 AIDS 期；或者确诊 HIV 感染，且 CD_4^+T 淋巴细胞计数<200 个 /μL，可诊断为 AIDS 期。

① 不明原因的持续不规则发热 38℃以上，>1 个月；

② 腹泻（大便次数多于 3 次 /d），>1 个月；

③ 6 个月内体重下降 10% 以上；

④ 反复发作的口腔真菌感染；

⑤ 反复发作的单纯疱疹病毒感染或带状疱疹病毒感染；

⑥ 肺孢子菌肺炎（PCP）；

⑦ 反复发生的细菌性肺炎；

⑧ 活动性结核病或非结核分枝杆菌（NTM）病；

⑨ 深部真菌感染；

⑩ 中枢神经系统占位性病变；

⑪ 中青年人出现痴呆；

⑫ 活动性巨细胞病毒（CMV）感染；

⑬ 弓形虫脑病；

⑭ 马尔尼菲篮状菌病；

⑮ 反复发生的败血症；

⑯ 卡波西肉瘤、淋巴瘤。

（2）15岁以下儿童符合下列一项者即可诊断为AIDS期：HIV感染和CD_4^+T淋巴细胞百分比<25%（<12月龄），或<20%（12～36月龄），或<15%（37～60月龄），或CD_4^+T淋巴细胞计数<200个/μL（5～14岁）；HIV感染和伴有至少1种儿童AIDS指征性疾病。

七、高效抗反转录病毒治疗

目前主张联合用药，称为高效抗反转录病毒治疗（HAART）。

1. 反转录病毒制剂（ARV）

分为核苷类反转录酶抑制剂（NRTI）、非核苷类反转录酶抑制剂（NNRTI）、蛋白酶抑制剂（PI）、INSTI、融合抑制剂（FI）、整合酶抑制剂和CCR5抑制剂。

（1）NRTI

① 齐多夫定（AZT）：成人300mg/次，2次/天。儿童

160mg/m², 3 次 / 天。新生儿 / 婴幼儿 2mg/kg，4 次 / 天。

② 拉米夫定（LAM）：用量为 150mg/ 次，2 次 / 天。新生儿 2mg/kg，2 次 / 天。儿童 4mg/kg，2 次 / 天。

③ 阿巴卡韦（ABC）：成人 300mg/ 天，2 次 / 天，儿童 8mg/kg，2 次 / 天，新生儿 / 婴幼儿不建议用本药。最大剂量 300mg，2 次 / 天。HLA-5701 阳性者，不推荐使用。

④ 替诺福韦（TDF）：成人 300mg/ 次，1 次 / 天，与食物同服。

⑤ 恩曲他滨（FTC）：成人 200mg/ 次，1 次 / 天，可与食物同服。

（2）NNRTI

① 奈韦拉平（NVP）：成人 200mg/ 次，2 次 / 天。新生儿 / 婴幼儿 5mg/kg，2 次 / 天。8 岁以下儿童 4mg/kg，2 次 / 天；8 岁以上儿童 7mg/kg，2 次 / 天。奈韦拉平有导入期，在开始治疗的最初 14 日，需先从治疗量的一半开始（每天 1 次），如果无严重的不良反应才可以增加到足量（每天 2 次）。

② 依非韦伦（EFV）：成人 600mg/d，1 次 / 天。体重 15～25kg 儿童 200～3000mg，1 次 / 天；25～40kg 儿童 300～400mg，1 次 / 天；40kg 以上儿童 600mg，1 次 / 天，睡前服用。

③ 依曲韦林（ETV）：200mg/ 次，2 次 / 天，饭后服用。

④ 利匹韦林（RPV）：25mg/ 次，每天 1 次，随进餐服用。

（3）蛋白酶抑制剂（PI）

① 利托那韦（RTV）：成人用量为 2 周内由 300mg/ 次，2 次 / 天逐渐递增到 600mg/ 次，2 次 / 天。

② 替拉那韦（TPV）：成人 500mg/ 次，每天 2 次。同时服用 RTV200mg，每天 2 次，与食物同服提高血药浓度。

③ 阿扎那韦（ATV）：400mg/ 天，每天 1 次。与食物同时

服用可提高生物利用度。避免与抑酸剂同时服用。

（4）整合酶抑制剂：拉替拉韦（RAV）400mg/次，2次/天。

2. 开始 HAART 的指征和时机

一旦确诊 HIV 感染，无论 CD_4^+T 淋巴细胞水平高低，均建议立即开始治疗。

3. 治疗方案的选择

（1）成人及青少年初始 HAART 方案：初治患者推荐方案为 2 种 NRTI 类骨干药物联合第三类药物治疗，第三类药物可以为 INSTI 或 NNRTI 或者增强型 PI（含利托那韦或考比司他）；也可以选用复方单片制剂（STR）。

（2）儿童初始 HAART 方案：初治患者推荐方案为 2 种 NRTI 类骨干药物联合第三类药物治疗，第三类药物可以为 INSTI 或 NNRTI 或者增强型 PI（含利托那韦或考比司他）。

4.HAART 疗效的评估

治疗有效与否主要通过病毒学指标、免疫学指标和临床症状三个方面进行评估，其中最重要的是病毒学指标的改变。

（1）病毒学指标：治疗有效的患者血浆中病毒载量的水平 4 周内应下降 1 lg 以上，3～6 个月内应达到检测不出的水平。

（2）免疫学指标：治疗 3 个月后 CD_4^+T 淋巴细胞计数与治疗前相比增加 30%，或治疗 1 年后 CD_4^+T 淋巴细胞计数增长 100/μL，提示治疗有效。

（3）临床症状：治疗有效时临床症状能够缓解，机会性感染的发生率降低。

八、预防

目前尚无预防艾滋病的有效疫苗，因此应加强艾滋病防治知识的宣传教育。高危人群使用安全套，规范治疗性病。严格筛查献血人员及血液制品。加强医疗器械消毒，使用一次性注射器。不共用牙具、剃须刀等个人用品。

第九节　鼠　疫

鼠疫是鼠疫耶尔森菌引起的烈性传染病。属我国法定的甲类传染病。临床主要表现为高热、淋巴结肿痛、出血倾向、肺部特殊炎症等。

一、病原学

鼠疫耶尔森菌亦称鼠疫杆菌，革兰染色阴性。有荚膜，无鞭毛、无芽孢。

本菌对外界抵抗力较弱，对光、热、干燥及一般消毒剂均敏感。日光直射 4～5h 即可杀死，加热至 55℃ 15min 或 100℃ 1min、5% 苯酚、5% 甲酚皂、0.1% 升汞、5%～10% 氯胺均可将病菌杀死。但在潮湿、低温及有机物内存活时间则较长，在痰和脓液中可存活 10～20 天，在蚤粪中可存活 1 个月，在尸体中可存活数周至数月。

二、流行病学

1. 传染源

自然感染鼠疫的动物都可为鼠疫的传染源，主要是鼠类和其他啮齿动物。黄鼠属和旱獭属为主要储存宿主。褐家鼠、黄胸鼠是次要储存宿主，却是人间鼠疫的主要传染源。肺鼠疫患者，在发病早期即具有传染性。

2. 传播途径

（1）媒介传播：蚤叮咬是鼠疫最主要的传播途径。

（2）直接接触传播：通过捕猎、宰杀、剥皮及加工等方式直接接触染疫动物造成感染。

（3）呼吸道传播：经呼吸道飞沫和气溶胶感染，引起原发性肺鼠疫。

（4）消化道传播：通过进食被鼠疫杆菌污染的食品或生食染疫动物经消化道感染，引发肠鼠疫。

3. 人群易感性

人群对鼠疫普遍易感。病后可获得持久免疫力。预防接种可获得一定免疫力，可降低易感性。

三、发病机制

人被染疫蚤叮咬或直接接触染疫动物后，鼠疫菌通过叮咬或破损的皮肤、黏膜侵入人体，通过淋巴系统扩散，在巨噬细胞内繁殖，造成淋巴结肿胀、充血、坏死，引起出血性坏死性淋巴结炎，表现为腺鼠疫；鼠疫菌通过淋巴循环进入血液形成菌血症，发展为败血症型鼠疫；鼠疫菌进入肺部，引起继发性肺鼠疫；如果吸入含有鼠疫菌的飞沫或气溶胶，则引起原发性肺鼠疫。鼠疫菌还可突破血脑屏障，造成脑膜炎型鼠疫。

四、病理

鼠疫的基本病理改变为淋巴管、血管内皮细胞损害和急性出血坏死性炎症。腺鼠疫为淋巴结的出血性炎症和凝固性坏死。肺鼠疫的肺部病变以充血、水肿、出血为主。发生鼠疫败血症时，全身各组织、脏器均可有充血、水肿、出血及坏死改变，多浆膜腔有血性渗出物。

五、临床表现

潜伏期一般为 1～6 天，多为 2～3 天，个别可达 8～9 天。

（一）腺鼠疫

腺鼠疫是最常见的临床类型，主要表现为高热、淋巴结肿大，以腹股沟、腋下、颈部等单侧淋巴结为多见，主要特征为淋巴结迅速弥漫性肿胀，大小不等，质地坚硬，疼痛剧烈，与皮下组织粘连，失去移动性，周围组织亦可充血、出血。由于疼痛剧烈，患侧常呈强迫体位。

（二）肺鼠疫

肺鼠疫可分为原发性肺鼠疫和继发性肺鼠疫两种类型。

1. 原发性肺鼠疫

发病急骤，主要表现为寒战、高热，体温可达 40～41℃，初期表现为干咳，继之咳嗽频繁，咳出稀薄泡沫痰，痰中带血或纯血痰，脉搏细数，呼吸急促，颜面潮红，眼结膜充血，口唇、颜面、四肢及全身皮肤发绀。若不及时给予有效治疗，常于发病后 1～3 天内死亡。

2. 继发性肺鼠疫

多继发于腺鼠疫或败血症型鼠疫，与原发性肺鼠疫表现类似，主要表现为病情突然加重，出现咳嗽、胸痛、呼吸困难、鲜红色泡沫样血痰等。

（三）败血症型鼠疫

主要表现为畏寒、高热，剧烈头痛、谵妄、神志不清，脉搏细速、心律不齐、血压下降，呼吸窘迫，皮下及黏膜出血、腔道出血等，若不及时抢救常于发病 1～3 天内死亡。

（四）肠鼠疫

主要表现为高热和呕吐、腹泻等消化道症状，呕吐和腹泻每天可达数十次，吐泻物中常混有血液和黏液，排便时腹痛。极易发展为败血症型鼠疫。

（五）脑膜炎型鼠疫

多继发于败血症型鼠疫，主要表现为剧烈头痛、频繁呕吐、抽搐、谵语、昏睡，甚至昏迷。查体可见颈强直、布鲁津斯基征和克尼格征阳性。

（六）眼鼠疫

主要表现为高热和急性化脓性结膜炎。

（七）皮肤鼠疫

主要表现为皮肤出现红色丘疹伴疼痛，其后逐渐隆起，形成出血性疱疹，周边呈灰黑色，基底坚硬。可伴有发热等全身症状。

六、实验室检查

（一）一般检查

1. 血常规

外周血白细胞计数大多升高，常达（20～30）×10^9/L 以上，以中性粒细胞升高为主，还可见红细胞、血红蛋白和血小板减少。

2. 尿常规

可见蛋白尿及血尿，尿沉渣中可见红细胞、白细胞和细胞管型。

3. 大便常规

大便潜血可呈阳性。

4. 凝血功能

肺鼠疫和败血症型鼠疫患者在短期内即可出现弥漫性血管内凝血（DIC），表现为纤维蛋白原减少，凝血酶原时间和部分凝血激酶时间明显延长，D-二聚体和纤维蛋白原降解产物明显增加。

5. 血生化

谷丙转氨酶（ALT）、谷草转氨酶（AST）、乳酸脱氢酶（LDH）、肌酸激酶及同工酶（CK/CK-MB）、肌酐（Cr）、尿素氮（BUN）和乳酸（LAC）等可不同程度升高。

6. 脑脊液

脑膜炎型病例可表现为脑脊液压力升高，外观混浊，白细胞常大于 $4.0×10^9/L$，以多形核细胞为主，蛋白明显增加，葡萄糖和氯化物明显下降。

（二）病原学和血清学检查

可采集患者的淋巴结穿刺液、血液、痰液，咽部或眼分泌物，或尸体脏器、管状骨骨髓等样本进行检测。

1. 细菌培养

样本中可培养到鼠疫杆菌。

2. 显微镜检查

样本涂片、革兰染色，镜下可见革兰染色阴性、两极浓染的短小杆菌。

3. 核酸检测

聚合酶链式反应（PCR）或实时荧光 PCR（Real-TimePCR）方法检测上述样本，鼠疫杆菌核酸为阳性。

4. 抗原检测

使用胶体金、反向间接血凝试验（RIHA）或酶联免疫吸附试验（ELISA）检测，鼠疫杆菌 F1 抗原为阳性。

5. 抗体检测

IHA（间接血凝试验）或 ELISA 检测血清鼠疫杆菌 F1 抗体阳转或恢复期较急性期滴度呈 4 倍及以上升高。

七、诊断

根据流行病学史、临床表现、实验室检查等综合分析，作出诊断。

（一）疑似病例

具有上述临床表现，且存在可能的鼠疫流行病学史。

流行病学史：患者在发病前 10 天内到过动物鼠疫流行区；在发病前 10 天内接触过来自鼠疫疫区的疫源动物、动物制品，进入过鼠疫实验室或接触过鼠疫实验用品；在发病前 10 天内接触过具有上述临床表现（见"五、临床表现"）或明确诊断为鼠疫的患者。

（二）临床诊断病例

疑似病例具有以下任一项者为临床诊断病例。

（1）临床样本镜下可见革兰染色阴性、两极浓染的短小杆菌。

（2）鼠疫杆菌 F1 抗原阳性（胶体金、RIHA 或 ELISA 法）。

（3）单份血清鼠疫杆菌 F1 抗体阳性，且排除既往罹患鼠疫或接种过鼠疫疫苗。

（三）确诊病例

疑似病例或临床诊断病例，具有以下任一项者为确诊病例。

（1）培养到鼠疫杆菌。

（2）鼠疫菌特异性基因 caf1 与 plaPCR 扩增均为阳性。

（3）血清鼠疫杆菌 F1 抗体阳转或恢复期较急性期滴度升高 4 倍及以上。

（四）排除鼠疫诊断

疑似病例至少满足以下 1 项，可排除鼠疫诊断。

（1）以下实验室检测结果至少 2 项为阴性：鼠疫菌 F1 抗原（胶体金、RIHA 或 ELISA 法）、直接镜检、PCR 检测、鼠疫菌培养、恢复期血清鼠疫菌 F1 抗体检测，或恢复期血清 F1 抗体滴度与急性期相比无明显改变。

（2）当无法进行确诊病例的检测时，间隔 24h 采集的两份临床样本鼠疫菌 F1 抗原检测（胶体金、RIHA 或 ELISA 法）均为阴性。

八、鉴别诊断

1. 腺鼠疫

（1）急性淋巴结炎：常继发于其他传染病灶，受累区域的淋巴结肿大、压痛，常有淋巴管炎，全身症状较轻。

（2）丝虫病：淋巴结肿大本病急性期，淋巴结炎与淋巴管炎常同时发生，数天后可自行消退，全身症状轻微，夜间血液涂片检查可找到微丝蚴。

2. 肺鼠疫

（1）大叶性肺炎：临床特点为咳铁锈色痰；肺部可有肺实变体征，痰液培养可获得相应病原体。

（2）炭疽：发病后多出现低热、疲劳和心前区压迫感等，持续 2～3 天后突然加重。而肺鼠疫病例临床表现重，进展快。

3. 败血症型鼠疫

应及时检测疾病的病原体或抗体，并根据流行病学、症状、体征，与其他原因所致的败血症、钩端螺旋体病、流行性出血热、流行性脑脊髓膜炎等相鉴别。

九、治疗

（一）一般治疗

1. 严格的隔离消毒

患者病区内必须做到无鼠、无蚤。入院时对患者做好卫生处理（更衣、灭蚤及消毒）。病区、室内定期进行消毒，患者排泄物和分泌物应用含氯石灰或甲酚皂液彻底消毒。

2. 饮食与补液

急性期应卧床休息，给予患者流质饮食，或葡萄糖和生理盐水静脉滴注，以维持水、电解质平衡。

（二）病原治疗

治疗原则是早期、联合、足量应用敏感的抗菌药物。

1. 腺鼠疫

链霉素，成人首次 1g，以后每次 0.5～0.75g，每 4h 或每 6h 肌内注射（2～4g/d）。治疗过程中可根据体温下降至 37.5℃以下、全身症状和局部症状好转逐渐减量。患者体温恢复正常，全身症状和局部症状消失，按常规用量继续用药 3～5 天。疗程一般为 10～20 天，链霉素使用总量一般不超过 60g。

2. 肺鼠疫和败血症型鼠疫

链霉素，成人首剂 2g，以后 1g/ 次，q4h 或 q6h 肌内注射（4～6g/d）。体温下降、全身症状和呼吸道症状显著好转后减量。疗程一般为 10～20 天，链霉素使用总量一般不超过 90g。减量时要特别注意不要幅度过大，防止病情反复。

儿童参考剂量为 15mg/（kg·次），q12h。

病情严重或进展迅速者，可联合氟喹诺酮类药物：左氧氟沙星，成人 0.5～0.75g/ 次，qd；或莫西沙星，成人 0.5～0.75g/ 次，qd。

3. 皮肤鼠疫

按一般外科疗法处置皮肤溃疡，必要时局部滴注链霉素或敷磺胺软膏。

4. 脑膜炎型鼠疫

在链霉素治疗（剂量同肺鼠疫和败血症型鼠疫）的同时，联合氟喹诺酮类药物。也可联合氯霉素治疗，成人及儿童（>1 岁）12.5mg/（kg·次），q6h，静脉滴注，疗程为 10 天。

（三）对症治疗

高热者给予冰敷、酒精擦浴等物理降温措施。发热 >38.5℃，或全身酸痛明显者，可使用解热镇痛药。儿童禁用水杨酸类解热镇痛药。烦躁不安或疼痛者用镇静止痛剂。注意保护重要脏器功能，有心衰或休克者，及时强心和抗休克治疗。有 DIC 者在给予血小板、新鲜冰冻血浆和纤维蛋白原等进行替代治疗的同时给予肝素抗凝治疗。中毒症状严重者可适当使用肾上腺皮质激素。

十、预防

（一）管理传染源

应灭鼠、灭蚤，监控鼠间鼠疫。加强疫情报告。严格隔离患者，患者和疑似患者应分别隔离。腺鼠疫隔离至淋巴结肿大完全消散后再观察 7 天。肺鼠疫隔离至痰培养 6 次阴性。接触者医学观察 9 天，曾接受预防接种者应检疫 12 天。患者的分泌物与排泄物应彻底消毒或焚烧。死于鼠疫者的尸体应用尸袋严密包裹后焚化。

（二）保护易感者

（1）加强个人防护。参与治疗或进入疫区的医护人员必须穿防护服和高筒靴，戴面罩，戴厚口罩、防护眼镜、橡胶手套等。

（2）对鼠疫患者的直接接触者、被疫区蚤叮咬者、接触染疫动物分泌物及血液者，以及鼠疫实验室工作人员操作鼠疫菌时发生意外暴露者，经评估存在感染风险时，均应当实施鼠疫暴露后预防治疗（表 6-1）。药物可选用多西环素、环丙沙星等，疗程为 7 天。

表 6-1 鼠疫暴露后预防用药

药物	对象	剂量	间隔 /h	途径	疗程 /d
四环素	成人	1 ～ 2g/ 天	6	口服	7
	儿童（8 岁以上）	25 ～ 50mg/（kg·d）（最大剂量 2g/d）	6	口服	7
多西环素	成人	200mg/d	12	口服	7
	儿童（8 岁以上）	4.4mg/（kg·d）（最大剂量 200mg/d）	12	口服	7
环丙沙星	成人	400mg/d	12	口服	7
左氧氟沙星	成人	0.5 ～ 0.75g/d	12	口服	7
	儿童	在有其他抗菌素药物选择的情况下，儿童尽量避免使用			

第十节　布鲁菌病

布鲁菌病简称布病，是布鲁菌引起的一种人畜共患地方性传染病，在农牧区多见。我国将其列为乙类传染病。临床以波状热、多汗、骨关节炎、神经痛、肝脾肿大、睾丸肿痛为主要特征。

一、病原学

布鲁菌为革兰染色阴性多形球杆菌，不活动、无芽孢，能在多种哺乳动物的细胞内生存。布鲁菌是胞内寄生菌，主要感染巨噬细胞和生殖道上皮细胞，并在细胞内生长繁殖。

布鲁菌在外界环境中抵抗力较强，在干燥土壤、皮毛和乳制品中可存活数周至数月，在水中可生存 5 天至 4 个月。布鲁菌对光、热、常用化学消毒剂等较敏感。日照 10～20min、加热至 60℃ 10～20min、3% 漂白粉液数分钟即可将其杀灭。

二、流行病学

（一）传染源

目前已发现许多家畜及野生动物是布鲁菌的宿主。与人类关系密切的宿主如羊、牛、猪、犬、骆驼、鹿等，均可成为人类的传染源。

（二）传播途径

1. 经皮肤黏膜接触感染

破损皮肤黏膜直接接触受染动物或其排泄物而感染，是农牧民、兽医、屠宰场、皮毛加工厂工人最常见的感染途径。

2. 经消化道感染

进食未消毒的病畜生乳及乳制品，可经消化道感染。

3. 经呼吸道传播

吸入含菌的气溶胶，可经呼吸道感染。

（三）易感人群

接触病畜的农牧民、兽医、屠宰场工人、肉贩及接触布鲁菌的实验室人员是患布鲁菌病的高危人群。病后有一定的免疫力，可发生再感染。

（四）流行病学特征

布鲁菌病在全球分布，以羊种布鲁菌流行占绝对优势，其次为牛种布鲁菌，猪种布鲁菌和犬种布鲁菌仅见于少数地区。

三、发病机制

布鲁菌经皮肤或黏膜侵入人体，在局部淋巴结生长繁殖并被巨噬细胞吞噬，未被消灭的细菌在此处繁殖形成感染灶，经大量生长繁殖后冲破淋巴结屏障进入血液循环，随血流侵入全身各组织脏器中继续生长繁殖并释放内毒素引起菌血症和毒血症。当机体免疫系统消灭大多数细菌时，症状减轻或缓解，随后布鲁菌在肝、脾、骨髓、淋巴结形成新的感染灶，在细胞内繁殖后释放入血液，再次引起菌血症而发热，如此反复出现菌血症形成典型的波状热。在慢性期，布鲁菌主要局限于各器官组织中而引起局部病变，可导致难治性并发症。

四、病理

在急性期为菌血症及内毒素引起单核巨噬细胞系统弥漫性

增生，表现为肝、脾、淋巴结肿大。慢性期则出现由细菌和机体变态反应引起由上皮样细胞、巨噬细胞、浆细胞、淋巴细胞等组成的肉芽肿。

五、临床表现

布鲁菌感染可引起隐性感染、亚临床和临床症状。根据病程，可将布鲁菌病分为急性感染和慢性感染，病程在 6 个月内为急性感染，超过 6 个月为慢性感染。

（一）急性感染

潜伏期平均为 2～4 周。

起病缓慢，表现为发热、多汗、乏力、全身不适、骨关节疼痛、睾丸肿痛等。

发热以波状热（间歇热型）为特征。

多汗，尤以夜间或凌晨退热时大汗淋漓并伴有酸臭味为本病突出特征。

多数患者有全身肌肉痛及多发性大关节痛，呈游走性，其中以骶髂关节痛最常见。骨关节病变是最常见的并发症。多有肝脾肿大，淋巴结肿大主要见于颈部及腋下。

腰骶神经病变，以坐骨神经痛较多见。

（二）慢性感染

多因急性期未及时得到诊治或治疗不彻底，或无急性期直接演变成慢性期。

主要表现为低热、疲乏、盗汗、全身不适、消瘦、精神抑郁、失眠、头痛、骨关节痛、肌痛等全身症状。

约半数以上表现为骨关节病变，如骶髂关节炎，严重者可致关节畸形和功能障碍，部分患者可有脊柱受累，以腰椎最多见，表现为脊柱炎等。

六、实验室和其他检查

（一）外周血象

白细胞计数正常或偏低。淋巴细胞相对或绝对增加，可出现少数异型淋巴细胞。红细胞沉降率在急性期升高，慢性期则正常或偏高，持续升高提示有活动性。

（二）病原学检查

细菌培养阳性是确诊布鲁菌病的金标准。可取血液、骨髓、组织、脑脊液等做细菌培养，急性期培养阳性率高。

（三）免疫学检查

（1）平板凝集试验：虎红平板（RBPT）或平板凝集试验（PAT）结果为阳性，用于初筛。

（2）试管凝集试验（SAT）：滴度为 1∶100（++）及以上；或病程 1 年以上滴度为 1∶50（++）及以上；或半年内有布鲁菌疫苗接种史，滴度达 1∶100（++）及以上者。

（3）补体结合试验（CFT）：滴度为 1∶10（++）及以上。

（4）布鲁菌病抗-人免疫球蛋白试验：滴度为 1∶400（++）及以上。

（5）酶联免疫吸附试验（ELISA）：1∶320 为阳性，可分别定量检测特异性 IgG、IgM 和 IgA 型抗体水平，灵敏性和特异性均较好。

七、诊断

急性感染可通过流行病学史、临床表现和实验室检查诊断。

① 流行病学史：有与传染源密切接触史或疫区生活接触史；

② 具有该病临床症状和体征并排除其他疑似疾病；

③ 实验室检查：病原分离、试管凝集试验、ELISA 等检查阳性。

凡具备①、②项和第③项中的任何一项检查阳性即可确诊为布鲁菌病。

有流行病学史和临床表现，免疫学检查初筛试验阳性可诊断为疑似病例。

有流行病学史，符合确诊病例的免疫学和病原学检查标准，无临床表现可诊断为隐性感染。

八、治疗

治疗原则为早期、联合、足量、足疗程，必要时延长疗程。根据有无并发症及并发症类型选择药物及制定疗程。

（一）一般治疗与对症治疗

注意休息，补充营养，高热量、多维生素及易消化饮食。高热者可用物理方法降温，持续不退者可给予退热药治疗。维持水及电解质平衡。有睾丸肿痛者可酌情用糖皮质激素。

（二）抗菌治疗

1. 无并发症患者（成人）的抗菌药物治疗，见表6-2。

（1）急性期和亚急性期

① 一线药物：多西环素联合利福平或链霉素。

② 二线药物：因药物过敏或可及性等原因不能使用一线药物或效果不佳的，可酌情选多西环素合用复方磺胺甲噁唑、利福平合用氟喹诺酮类。

（2）慢性期和复发

慢性期和复发病例建议根据药敏结果合理选择抗菌药物。无药敏结果可根据症状缓解程度适当延长 2～3 个疗程。

表 6-2　无并发症患者抗菌药物治疗方案（成人）

类别	一线方案	二线方案
急性期 / 亚急性期	1. 多西环素（100mg/ 次，2 次 / 天，6 周）+ 利福平（600 ～ 900mg/ 次，1 次 / 天，6 周） 2. 多 西 环 素（100mg/ 次，2 次 / 天，6 周）+ 链霉素（肌注，15mg/kg，1 次 / 天，2 ～ 3 周）	1. 多西环素（100mg/ 次，2 次 / 天，6 周）+复方磺胺甲噁唑(2 片/ 次，2 次 / 天，6 周） 2. 利福平（600 ～ 900mg/ 次，1 次 / 天，6 周）+ 左氧氟沙星（500mg/ 次，1 次 / 天，6 周） 3. 多西环素（100mg/ 次，2 次 / 天，6 周）+ 妥布霉素（肌注，1 ～ 1.5mg/kg，8 小时 1 次，1 ～ 2 周）
慢性期	用法同急性期，可适当延长疗程	

2. 有并发症患者（成人）的抗菌药物治疗，见表 6-3。

合并骨关节炎者建议三联治疗；心内膜炎者建议四联治疗；合并脑膜炎、脑膜脑炎者建议三联治疗，定期行脑脊液常规和生化检查。根据症状缓解程度、骨关节损害恢复情况、心内膜炎缓解情况及脑脊液化验结果来决定疗程。

表 6-3　有并发症患者抗菌药物治疗方案（成人）

类别	一线方案	二线方案
合并脊柱炎、骶髂关节炎	多 西 环 素（100mg/ 次，2 次 / 天，至少 3 个月）+利福平（600～900mg/ 次，1 次 / 天，至少 3 个月）+ 头孢曲松（静脉滴注，2g/ 次，1 次 /12 小时，1 个月）	环 丙 沙 星（750mg/ 次，2 次 / 天，至少 3 个月）+ 利福平（600 ～ 900mg/ 次，1 次 / 天，至少 3 天，至少 3 个月）

类别	一线方案	二线方案
合并脑膜炎，脑膜脑炎	多西环素（100mg/次，2次/天，4～6个月）＋利福平（600～900mg/次，1次/天，4～6个月）＋头孢曲松（静脉滴注，2g/次，1次/12小时，1个月）	多西环素（100mg/次，2次/天，4～6个月）＋利福平（600～900mg/次，1次/天，4～6个月）＋复方磺胺甲噁唑（2片/次，2次/天，4～6个月）
合并心内膜炎	① 多西环素（100mg/次，2次/天，3～6个月）＋利福平（600～900mg/次，1次/天，3～6个月）＋左氧氟沙星（500mg/次，1次/天，3～6个月）或复方磺胺甲噁唑（2片/次，2次/天，3～6个月） ② 多西环素（100mg/次，2次/天，3～6个月）＋利福平（600～900mg/次，1次/天，3～6个月）＋头孢曲松（静脉滴注，2g/次，1次/12小时，1个月）	

3. 特殊人群治疗

（1）孕妇和哺乳期女性：利福平（600～900mg/次，1次/天）6周，联合头孢曲松（1～2g/次，1次/天）2～3周。

（2）2月龄至8岁儿童：复方磺胺甲噁唑［24～36mg/（kg·d），分两次口服，6周］＋利福平（15～20mg/kg，1次/天，口服6周）或复方磺胺甲噁唑［24～36mg/（kg·d），分两次口服，6周］＋庆大霉素（5mg/kg，1次/天，静脉注射7～10天）。复方磺胺甲噁唑过敏者，8岁以上儿童可用多西环素［4.4mg/（kg·d），每天最大量200mg，分两次口服，6周］，8岁以下儿童可用头孢曲松［14天以下20～50mg/（kg·d），15天～12岁20～80mg/（kg·d），体重50kg及以上的儿童，同成人常规剂量，1次/天，2～3周］。

九、预防

预防的主要措施包括牲畜布病疫苗预防接种、病畜管理及职业人群个人防护，同时要加强健康教育和行为干预，保持良好的卫生习惯，防止病从口入。

职业暴露或接触病畜及受染畜产品后可口服药物预防。利福平（600mg/次，1次/天，口服）联合多西环素（100mg/次，2次/天，口服）或复方磺胺甲噁唑片（2片/次，2次/天，口服），21天。

第十一节　钩端螺旋体病

钩端螺旋体病简称钩体病，是由致病性钩端螺旋体引起的急性动物源性传染病。临床特点为高热、全身酸痛、乏力、眼结膜充血、淋巴结肿大。

一、病原学

钩端螺旋体由菌体、轴丝和外膜组成。菌体细长，有12～18个规则致密的螺旋，一端或两端弯曲呈钩状。钩端螺旋体是需氧菌，对外界抵抗力较弱，在干燥环境下数 min 死亡，对一般常用的消毒剂均无抵抗力，易被漂白粉、稀盐酸、70%乙醇或肥皂水等灭活。但在潮湿及弱碱环境中生存较久，在河沟及田水中能存活数日至月余。

二、流行病学

1. 传染源

主要的传染源为鼠类、猪和犬，其他动物包括牛、羊和马等。黑线姬鼠是稻田型钩端螺旋体病的主要传染源。人尿为酸性，不适宜钩端螺旋体生存，故人作为传染源的可能性小。

2. 传播途径

主要为间接接触传播。带钩端螺旋体的宿主动物排尿污染周围环境（如水或土壤），钩端螺旋体通过破损的皮肤或黏膜侵入人体引起感染。

3. 人群易感性

人群对钩端螺旋体病普遍易感。病后对同型钩端螺旋体产生特异性免疫，但仍可感染其他型钩端螺旋体。

三、发病机制与病理

钩端螺旋体经皮肤、黏膜侵入人体，经淋巴管或直接进入血流繁殖，并释放溶血素、细胞毒因子及内毒素样物质等致病物质，引起全身毒血症。发病 3～7 日，钩端螺旋体广泛侵入肝、肾、肺、脑等实质器官，造成多个器官损伤。

钩端螺旋体病的基本病变是全身毛细血管感染中毒性损伤。

四、临床表现

潜伏期为 2～20 天，平均为 10 天。典型的临床经过可分为早期、中期和后期。

（一）早期（钩端螺旋体败血症期）

1. 发热

急起发热，多呈稽留热，部分患者呈弛张热，1～2 天体温达 39℃以上。热程 1 周左右，长者 10 天。伴畏寒、寒战、头痛。

2. 肌肉疼痛

全身肌肉酸痛，尤以腓肠肌、股四头肌、腰肌为著。外观无任何红肿迹象。重者疼痛剧烈，甚至拒按。

3. 乏力

全身酸软无力，甚至难以下床站立和行动。

4. 眼结膜充血

发病第 1 天即可出现，随后迅速加重，整个结膜呈红色或粉红色，重者结膜下出血，但无疼痛、畏光，也无分泌物。

5. 表浅淋巴结肿大与压痛

于发病第 2 天即可出现。主要为双侧腹股沟淋巴结，其次为腋窝淋巴结。常如黄豆大小，个别大似鸽卵，质软，有压痛，但无红肿和化脓。

以上表现持续时间长短不一，短者 3～5 天，长者达 10 天左右。

（二）中期（脏器损害期）

此期发生于病程第 3～10 天，为症状明显阶段，其表现因临床类型而异。

1. 流感伤寒型

60%～80% 钩端螺旋体病属于此型，无明显脏器损害，表现与早期相同，经治疗或自然缓解，病程一般为 5～10 天。

2. 黄疸出血型

此型也称外耳病，是以发热伴黄疸、出血及急性肾损害为特征的疾病。

（1）黄疸：出现于病程第 4～5 天，于病程第 10 天左右达高峰。伴肝大、压痛，少数患者出现脾大。

（2）出血：表现为鼻出血，皮肤瘀点、瘀斑，腹膜后出血，心包膜出血和脑出血等。

（3）肾脏损害：轻者尿中可见白细胞、红细胞、蛋白、管型；重症患者出现急性肾衰竭的表现。

（4）其他症状：包括无菌性脑膜炎、葡萄膜炎、胆囊炎和胰腺炎等。

3. 肺出血型

为本病病死率最高的一型。起病初期与流感伤寒型相似，但3～4天后病情加重而出现不同程度的肺出血。

（1）轻度肺出血型：痰中带血或咯血，无脓痰。肺部可闻及少量湿啰音。胸片见肺纹理增粗或散在点、片状阴影。

（2）肺弥漫性出血型：又称肺大出血型。来势凶猛，发展迅速，很容易发生呼吸衰竭。依据病程分为3期。

① 先兆期：患者气促、心慌、烦躁。呼吸心率加快。双肺可闻及散在湿啰音。胸片示肺部散在点片状阴影，或小片状融合影。

② 出血期：患者极度烦躁、气促、发绀、咯血，有窒息感。呼吸心跳更快。心音减弱并有奔马律，双肺较多湿啰音。胸片示双肺广泛点片状阴影或大片融合影。

③ 垂危期：如果病情继续恶化，患者意识模糊，甚至昏迷，显著发绀，呼吸不规则或减慢，双肺满布湿啰音；大量咯血，以至口鼻涌血，迅即窒息而亡。

4. 脑膜脑炎型

起病后2～3日，出现剧烈头痛、呕吐、颈强直、克氏征与布氏征阳性等脑膜炎表现，以及嗜睡、神志不清、谵妄、瘫痪、抽搐与昏迷等脑炎表现。重者可发生脑水肿、脑疝及呼吸衰竭。

（三）后期

为恢复期或后发症期。

1. 后发热钩端螺旋体病

经治疗或自愈后 3～4 天，再度发热，38℃左右，经 1～3 天自行缓解。

2. 眼后发症

退热后 1 周至 1 个月出现。主要为葡萄膜炎、虹膜睫状体炎或脉络膜炎。

3. 反应性脑膜炎

少数患者在后发热时可出现脑膜炎症状与体征。

4. 神经系统后发症

以闭塞性脑动脉炎较为严重。在钩端螺旋体病急性期热退后 2～5 个月，个别可在 9 个月后，发生闭塞性脑动脉炎、蛛网膜下腔出血、脊髓炎、周围神经炎等。临床表现为偏瘫、失语，可为短暂的反复发作。

五、实验室检查

（一）一般检查

（1）血常规：白细胞总数和中性粒细胞轻度增高或正常。重型者可有中性粒细胞核左移，血小板减少。

（2）尿常规：约 70% 患者有轻度蛋白尿，镜检可见红细胞、白细胞及管型。

（3）血生化检查：血清胆红素及转氨酶升高，血尿素氮及肌酐升高。

（二）血清学检查

（1）显微凝集试验：检测血清中的特异性抗体，一般在病后 1 周出现阳性，15～20 天达高峰，可持续多年。一次凝集效价≥1：400，或早期、后期双份血清效价增高 4 倍以上有诊断意义。

（2）酶联免疫吸附试验（ELISA）：用此法检测血清及脑脊液中钩端螺旋体 IgM 型抗体，敏感性及特异性较低。

（三）病原学检查

（1）病原体培养：发病 1 周内抽血或脑脊液，第 2 周取尿液进行培养。通常 2～4 周后才能生长，阳性率为 20%～70%。

（2）PCR 检测：于病程第 7～10 天采集患者的血液、脑脊液，病程 2～3 周采集尿液进行 PCR 检测钩端螺旋体的 DNA。

六、诊断

1. 流行病学资料

在流行地区，夏秋季节，易感者在近期有疫水或病畜接触史。

2. 临床表现

急起发热，全身酸痛，腓肠肌疼痛与压痛，眼结膜充血，腹股沟淋巴结肿大；或并发黄疸、肺出血、肾损害、脑膜脑炎；或在青霉素治疗过程中出现赫氏反应。

3. 实验室检查

血清学检查或病原学检查阳性可确诊。

七、鉴别诊断

（1）流感伤寒型应与流感、伤寒、革兰阴性败血症等相鉴别。

（2）黄疸出血型应与病毒性肝炎、肾综合征出血热、急性溶血性贫血等相鉴别。

（3）肺出血型应与大叶性肺炎、肺结核、支气管扩张等相鉴别。

（4）脑膜脑炎应与病毒性脑膜炎、结核性脑膜炎、化脓性脑膜炎等相鉴别。

八、治疗

（一）一般治疗

早期卧床休息，给予易消化、高热量饮食，保持水、电解质和酸碱平衡，高热者予物理降温。

（二）病原治疗

抗菌药物要尽早使用。钩端螺旋体对多种抗菌药物敏感。

1. 青霉素

青霉素为治疗钩端螺旋体病的首选药物。常用 40 万 U 肌内注射，每 6～8h1 次，疗程 7 天，或至退热后 3 天。

赫氏反应是部分钩端螺旋体病患者在青霉素治疗后发生加重的反应。一般在首剂青霉素注射后半小时至 4h 发生，表现为突然出现寒战、高热、气促、心慌，原有症状加重，部分患者出现低血压或休克。出现赫氏反应后要尽早使用镇静剂及肾上腺糖皮质激素。地西泮 10mg 静脉推注或苯巴比妥钠 100mg 肌内注射，必要时 2～4h 重复 1 次。氢化可的松 100～200mg 静推或静滴，1 天 2～3 次。

2. 第三代头孢菌素

头孢曲松 1g，每天静滴 1 次；头孢噻肟 1g，每 6h 静滴 1 次，疗程 7 天。

3. 四环素类

赫氏反应强烈者可选择：四环素 0.5g，每 6h 口服 1 次；多西环素 0.1g，每 12h 口服 1 次，疗程 7 天。

（三）对症治疗

1. 黄疸出血型

加强护肝、解毒、止血等治疗，可参照病毒性肝炎的治疗。

2. 肺弥漫性出血型

（1）采取保持呼吸道通畅、镇静、解毒、止血、强心为主的综合措施。

（2）酌情应用镇静剂，如氯丙嗪 25mg 或异丙嗪 50mg 肌内注射。

（3）及早应用氢化可的松 200～300mg 加入 5% 葡萄糖中静滴，每天可用至 400～600mg，热退后或主要症状明显减轻时立即减量。

（4）使用止血药物，如维生素 K、氨甲苯酸等，无心血管疾病者可用垂体后叶素 5～10U 溶于 20mL 葡萄糖中，缓慢静推。

（5）根据心脏情况可将毒毛花苷 K 0.25mg 或毛花苷 C 0.2～0.4mg 加入 10% 葡萄糖 10～20mL 静推。

（6）血压偏低者应慎用升压药，以免促进肺出血，随着病情的控制，血压可自行恢复正常。

3. 脑膜脑炎型

主要应进行降颅内压治疗，可选择 20% 甘露醇 250mL 静滴，每 6～8h1 次；必要时加呋塞米 20mg 静推，每 8～12h1 次；地塞米松 10mg 静推，每天 1～2 次。

（四）后发症的治疗

（1）后发热和反应性脑膜炎：一般采取简单对症治疗，短期即可缓解。

（2）葡萄膜炎：采用 1% 阿托品或 10% 去氧肾上腺素滴眼扩瞳，眼部热敷，局部可的松滴眼或结膜下注射。严重者可口服肾上腺糖皮质激素。

（3）闭塞性脑动脉炎：多采用大剂量青霉素和肾上腺糖皮质激素，辅以维生素 B_1、维生素 B_6、维生素 B_{12} 及血管扩张剂，如尼莫地平、氟桂利嗪等。

九、预防

采取综合性预防措施。灭鼠、管理好家畜和预防接种是控制钩端螺旋体病流行和减少发病的关键措施。

第十二节　回归热

回归热是由回归热螺旋体（包柔螺旋体）引起的急性虫媒传染病。临床特点是阵发性高热伴全身疼痛、肝脾大，短期热退呈无热间歇，数天后又反复发热，发热期与间歇期交替反复出现，故称回归热。根据传播媒介昆虫的不同，分为虱传（流行性）回归热及蜱传（地方性）回归热。我国流行的主要是虱传回归热。

一、病原学

以虱为传播媒介的包柔螺旋体仅有一种，为回归热包柔螺旋体。以蜱为传播媒介的包柔螺旋体有 10 余种，亚洲和中国为波斯包柔螺旋体及拉迪什夫包柔螺旋体等。两种回归热的包柔螺旋体，在形态上难以区分，呈纤细的疏螺旋体，两端尖锐。在电镜下，其由柱形菌体、轴缘和外膜三部分组成。回归热包柔螺旋体革兰染色阴性，吉姆萨染色呈紫红色，较红细胞着色略深。

回归热包柔螺旋体对低温的抵抗力较强。在离体组织中，0～8℃环境下存活 7 天；在凝血块中 0℃至少可存活 100 天。但对热、干燥和一般消毒剂均敏感。在 56℃下 30min 即可杀灭。

二、流行病学

（一）传染源

患者是虱传回归热的唯一传染源，以人 - 体虱 - 人的方式传播。鼠类等啮齿动物既是蜱传回归热的主要传染源又是贮存宿主，患者亦可为蜱传回归热传染源。

（二）传播途径

体虱是虱传回归热的主要媒介。虱吸吮患者血液 5～6 天后，螺旋体即自胃肠道进入体液中并大量繁殖。人被虱叮咬后因抓痒将虱体压碎，螺旋体自体腔内逸出，随皮肤创面进入人体，也可因污染的手指接触眼结膜或鼻黏膜而导致感染。

当蜱刺螫吸血时可直接将病原体从皮肤创口注入人体，其粪便和体腔内（压碎后）的病原体也可经皮肤破损处侵入体内。

患者血液在发作间歇期仍具传染性，故输血亦可传播本病。

（三）易感者

人群普遍易感，患病后的免疫力不持久，约 1 年后可再感染。

三、发病机制

螺旋体通过皮肤、黏膜到达淋巴及血液循环。在血液循环中迅速生长繁殖，产生大量包括内毒素样物质等在内的代谢产物，导致发热和毒血症症状。

四、临床表现

（一）虱传回归热

潜伏期为 7～8 天，个别可长达 3 周。

1. 前驱期

1～2 天，有畏寒、头痛、关节肌肉疼痛、精神不振、全身乏力及眩晕等前驱症状。

2. 发热期

多数患者起病急骤，最初有畏寒、寒战，数小时后体温达 38℃左右，伴有剧烈头痛及四肢、背部肌肉疼痛。1～2 天内迅速高达 40℃左右，呈稽留热，少数为弛张型或间歇型。高热一般持续 6～7 天。

3. 间歇期

随着体温骤降，出汗甚多，患者除感觉虚弱外，症状减退或消失，但皮肤苍白，体温常低于 37℃，甚或低至 35℃。约经 4～8 天逐渐恢复正常体温。

4. 复发期

经 7～9 天的无热间歇期后，患者先出现低热，体温下降后又复上升，初发期的各种症状又重新出现。

我国南方所见的虱传回归热病例大多只发作一次。其他地区的患者复发次数一般以 1～2 次为最多。

（二）蜱传回归热

潜伏期 4～9 天。临床表现与虱传回归热基本相同，但较轻。复发次数较多，大多复发 2～4 次。

五、实验室检查

（一）外周血常规

虱传回归热患者白细胞多增高，为（10～20）×10^9/L，中性粒细胞比例增加，间歇期恢复正常或偏低。蜱传回归热患者白细胞多正常。

（二）尿液和脑脊液

尿液中常有少量蛋白、红细胞、白细胞及管型。少数患者的脑脊液压力可稍增高，蛋白质和淋巴细胞增多。

（三）血生化检查

血清 ALT 升高，严重者血清胆红素上升。

（四）病原学检查

（1）暗视野检查：在发热期采血涂片暗视野检查，可查到螺旋体。在滚动的红细胞附近很容易发现活动的螺旋体。

（2）涂片检查：用血液、骨髓或脑脊液同时涂厚片或薄片，吉姆萨或瑞特染色可查到红色或紫色螺旋体。

（3）动物接种：取血 1～2mL 接种小鼠腹腔，逐日从尾静脉采血，1～3 天内即可检出螺旋体。

六、诊断

根据典型临床表现，结合是否有体虱或野外作业和蜱叮咬史等流行病学资料，应考虑本病。

凡在流行地区和流行季节，有体虱或蜱叮咬史，又有不规则间歇发热者，均应考虑本病之可能。

确诊有赖于查获病原螺旋体。

七、治疗

1. 一般治疗及对症治疗

卧床休息，给予高热量流质饮食，补充足量液体和所需电解质，毒血症状严重者，可适当应用肾上腺皮质激素。

2. 病原治疗

四环素为首选药物，成人每天 2g，分 4 次服，热退后减量为每天 1.5g，疗程 7～10 天。红霉素或氯霉素与四环素的疗效相当。在应用抗生素治疗过程中，可能发生赫氏反应，需及时采用肾上腺皮质激素治疗。

八、预防

本病最有效的预防措施是消灭体虱、改善个人卫生条件，流行区野外作业时须穿防护衣。

第十三节　黑热病

黑热病即内脏利什曼病（VL），是由利什曼原虫侵入人体内脏引起的地方性寄生虫病。本病经白蛉叮咬传播，以长期不规则发热、进行性脾大、消瘦、全血细胞减少及血浆球蛋白增高为临床特征，诊断依赖病原学和血清学检查。

一、流行病学

1. 传染源

患者、病犬及某些野生动物（如狼、狐、鼠等）为主要储存宿主，是本病的主要传染源。

2. 传播途径

主要通过感染利什曼原虫的雌性白蛉叮咬人而感染。

3. 易感人群

人群普遍易感，易感性随年龄增加而降低，10 岁以下儿童或新进入疫区的外来人员易受感染，病后有持久免疫力。

二、发病机制

当受染白蛉叮咬人时，将前鞭毛体注入皮下组织，多数被中性粒细胞消灭，少数被巨噬细胞吞噬。前鞭毛体进入巨噬细胞内并在吞噬溶酶小体中脱鞭毛演变成无鞭毛体（利杜体），通过二分裂繁殖，最后胀破巨噬细胞释放出大量无鞭毛体，又被其他单核 - 巨噬细胞吞噬，如此反复，导致机体单核巨噬细胞系统大量增生，以肝、脾、骨髓、淋巴结等增生为主，脾大最常见。

三、临床表现

潜伏期长短不一，短者 10 天，长至 9 年。

（一）典型临床表现

1. 发热

发热为本病的主要症状，起病缓慢，症状轻而不典型。多为长期不规则发热，部分（1/2～1/3）病例体温在 1 日内有 2 次升高，即双峰热型。少数可急性起病，突起发热，寒战但不剧烈，可定期发作，类似疟疾。

2. 脾、肝及淋巴结肿大

脾脏呈进行性肿大，甚至可达盆腔。若脾内栓塞或出血，可引起脾区疼痛和压痛。肝脏轻度或中度肿大，边缘锐利，质地柔软且表面光滑。淋巴结肿大少见，无压痛。

3. 贫血及营养不良

病程晚期表现为精神萎靡、头发稀疏、面色苍白、水肿及皮肤干燥粗糙，面部、手、足及腹部皮肤色素沉着，故称黑热病。

（二）黑热病后皮肤利什曼病（PKDL）

是黑热病的并发症，以无痛性皮肤斑丘疹、斑块状或结节样皮疹为特征，多发生于面部、躯干及身体其他部位。在黑热病临床治愈后的 6 个月至 1 年及以上出现。

四、实验室检查

（一）血常规及血清蛋白

全血细胞减少，白细胞减少明显，严重者可发生粒细胞缺乏症。血红蛋白中度减少；血小板降低明显。血清球蛋白明显增加，而白蛋白常有减少，白/球蛋白比例倒置。

（二）病原学检查

组织穿刺染色镜检：从利什曼原虫丰富的脾脏、肝脏、骨髓、淋巴结等组织穿刺标本染色后检出利什曼原虫是确诊本病的金标准。

（三）血清学检测

1. 间接荧光抗体试验（IFAT）检测抗体

抗利什曼抗体在感染早期出现，治愈后 6~9 个月消失。若抗体持续存在，提示可能复发。

2.ELISA

已广泛用于黑热病的血清学诊断。抗体的滴度与疾病的活动直接相关，若持续阳性可用于预测临床复发。

3. 直接凝集试验（DAT）

检测血清抗利什曼原虫 IgG 抗体，操作简便、价格低廉，适用于基层应用。

4. 免疫层析条带试验

此方法具有快速、灵敏和特异性好的优点。

5. 乳胶凝集试验（LAT）

用无鞭毛体的 A2 抗原检测血清中的抗体，是快速诊断方法，其敏感性和特异性同 DAT。

五、诊断

有白蛉叮咬史或在白蛉活动季节（5~9 月）在流行区居住或逗留史；缓慢起病，长期不规则发热、消瘦、进行性脾大、贫血症状等；外周全血细胞减少、贫血、血小板减少及血浆球蛋白显著增高应考虑本病。进一步在骨髓、脾穿刺涂片，或在肝组织中找到利杜体或培养检出前鞭毛体可确诊。血清特异性抗原或抗体检测阳性有助于诊断。既往有或现患黑热病者出现PKDL 典型皮疹可临床诊断，皮损处查见利杜体可确诊。

六、治疗

（一）一般治疗

注意休息与补充营养，纠正营养不良。贫血者补充铁剂及叶酸，必要时输血或输注粒细胞、血小板。

（二）病原治疗

1. 锑剂治疗

首选葡萄糖酸锑钠，疗效迅速而显著，不良反应少。

（1）六日疗法：总剂量成人 90~130mg/kg，儿童 150~170mg/kg，平分 6 份，每天 1 次肌内注射或葡萄糖液稀释后静脉缓慢注射。

（2）三周疗法：适用于感染严重或体弱者，总剂量成人150mg/kg，儿童 200mg/kg，平分 6 次，每周 2 次，肌内注射或稀释后静脉注射。

（3）重复治疗：感染严重一个疗程未愈或复发者，可增加剂量重复治疗，在 6 日疗法剂量基础上加大 1/3 量。

用药期间严密监测临床表现和实验室检查指标，出现中度异常时应暂停治疗。部分患者用药期间有发热、恶心呕吐、腹痛、腹泻等不良反应，一般不影响治疗。有心脏病、肾功能不全和肝病者慎用。本品可引起自发性流产，妊娠期妇女禁用。

2. 非锑剂药物

（1）喷他脒：剂量为 4mg/kg，新鲜配制成 10% 溶液肌内注射，每天或间日 1 次，10～15 次为一个疗程，治愈率 70% 左右。

（2）脂质体两性霉素 B：剂量按 3mg/（kg·d）分别在第 1 天至第 5 天、第 14 天、第 21 天给药。对免疫力低下者推荐按 4mg/（kg·d）于第 1～5 天、第 10 天、第 17 天、第 24 天、第 31 天和第 38 天给药。

（3）巴龙霉素：11mg/（kg·d）肌内注射，疗程 21 天。

（4）米替福新：成人 100mg/d［约为 2.5mg/（kg·d）］，疗程 28 天。有致畸作用，孕妇和哺乳期妇女禁用。

规范化治疗后 1 年无复发可视为治愈。

七、预防

及早发现，及时诊断和治疗患者。对犬类严格管理，发现病犬及时捕杀。

在居住地及周围用杀虫剂消灭白蛉，发现及清除白蛉滋生地等。

流行区居民及外来旅游者，做好个人防护，居住地用纱窗及蚊帐避虫。到野外工作时扎紧衣裤，或用邻苯二甲酸二甲酯涂抹暴露皮肤，以减少或避免白蛉叮咬。

第十四节　疟　疾

疟疾是由疟原虫感染所致的地方性传染病。典型的临床表现为周期性的寒战、发热、大汗等症状，可伴脾肿大和贫血等体征。

一、病原学

人体疟原虫分为间日疟原虫、恶性疟原虫、三日疟原虫、卵形疟原虫。在我国主要有间日疟原虫和恶性疟原虫，三日疟原虫少见，卵形疟原虫罕见。疟原虫的生活史包括在人体内和在蚊体内两个阶段。

（一）人体内阶段

子孢子于按蚊叮人吸血时随其唾液腺分泌物进入人体，经血液循环迅速进入肝脏。在肝细胞内发育为裂殖子，裂殖子增殖时间不等，恶性疟原虫为 5～6d，间日疟原虫为 8d，卵形疟原虫为 9d，三日疟原虫为 11～12d。当被寄生的肝细胞破裂时，释放出大量裂殖子。它们进入血液侵犯红细胞，侵入红细胞的裂殖子继续进行红内期裂体增殖，含成熟裂殖子的红细胞崩解，释放出裂殖子及代谢产物，引起临床上典型的疟疾发作。所释放出的裂殖子则继续侵入其他红细胞并重复红内期增殖过程，使临床症状呈现周期性发作。间日疟及卵形疟于红细胞内的发育周期约为 48h，三日疟约为 72h，恶性疟的发育周期为 36～48h，且发育先后不一，故临床发作亦不规则。经过 3～6 代的裂体增殖后，部分疟原虫转而发育为配子体，具有传染性。

（二）按蚊体内阶段

当雌性按蚊吸血时，配子体被吸入其体内，开始有性繁殖期。雌、雄配子体在蚊体内分别发育为雌、雄配子，两者结合后形成合子，发育后成为动合子，动合子侵入按蚊的肠壁发育为囊合子。每个囊合子中含有数千个子孢子母细胞，发育后形成具有感染能力的子孢子。

二、流行病学

传染源为疟疾患者和带疟原虫者。疟疾的传播媒介为雌性按蚊，经叮咬人体传播，少数可经输血传播，偶有患病孕妇经胎盘感染胎儿。人群普遍易感。

三、发病机制

被寄生的红细胞破裂、释放出裂殖子及代谢产物时，它们作为致热原，可刺激机体产生强烈的保护性免疫反应，引起寒战、高热、继而大汗的典型发作症状。释放出来的裂殖子部分被单核-吞噬细胞系统吞噬而消灭，部分则侵入新的红细胞，并继续发育、繁殖，不断循环，因而导致周期性临床发作。

疟原虫寄生于红细胞并大量破坏红细胞，使患者迅速出现贫血。为清除疟原虫、代谢物和红细胞碎片，单核吞噬细胞系统细胞增生活跃，故患者常出现脾肿大和脾功能亢进。

恶性疟原虫主要寄生在脑的毛细血管内的红细胞中，其感染红细胞的表面有黏性凸起，可粘附于毛细血管的内皮细胞，并通过互相凝集与吸附导致局部毛细血管阻塞及细胞缺氧，可引起严重的水肿及脑细胞损害。

大量被疟原虫寄生的红细胞在血管内裂解，可引起高血红蛋白血症，出现腰痛、酱油色尿，严重者可出现中度以上贫血、黄疸，甚至发生急性肾衰竭，称为溶血-尿毒综合征，亦称黑尿热。

四、病理

疟疾的病理改变随疟原虫的种类、感染时间而异，主要有脾大、肝大、软脑膜充血、脑组织水肿。

五、临床表现

间日疟和卵形疟的潜伏期为 13～15 天，三日疟为 24～30 天，恶性疟为 7～12 天。

1. 典型症状

骤起畏寒、剧烈寒战、口唇发绀、皮肤苍白或带青紫，脉搏快而有力，可有头痛、肌痛、乏力、恶心、呕吐、上腹部不适等。寒战常持续 10～45min。随后体温迅速上升，通常可达 40℃以上，伴头痛、全身酸痛、疲乏，但神志清楚。发热常持续 2～6h。随后开始大量出汗，体温骤降，持续时间为 30min～1h。典型发作历时 6～10h。而间歇期一般无症状。

各种疟疾的两次发作之间都有一定的间歇期，间歇期一般无症状。间日疟和卵形疟的间歇期约为 48h，三日疟约为 72h，恶性疟为 36～48h。

2. 再燃与复发

再燃是由血液中残存的疟原虫引起的。多见于病愈后的 1～4 周，可多次出现。

复发是由寄生于肝细胞内的迟发型子孢子引起的，只见于间日疟和卵形疟。复发多见于病愈后 3～6 个月。

3. 重症疟疾

疟原虫检测阳性，且出现下列临床表现之一者，为重症疟疾。

（1）意识受损：成人格拉斯哥昏迷评分＜11 分，儿童布兰太尔昏迷评分<3分。

（2）虚脱：全身无力，无法坐、站或行走。

（3）多次抽搐：24h内发作两次以上。

（4）酸中毒：碳酸氢根盐<15mmol/L或静脉血浆乳酸≥5mmol/L。

（5）低血糖：血糖<2.2mmol/L。

（6）严重贫血：12岁以下儿童血红蛋白≤50g/L，红细胞压积≤15%；成人血红蛋白<70g/L；红细胞压积<20%。

（7）肾功能损害：血浆或血清肌酐>265μmol/L或血尿素氮>20mmol/L；（8）黄疸：血浆或血清总胆红素>50μmol/L。

（8）肺水肿或急性呼吸窘迫综合征：静息状态下指脉氧饱和度<92%，呼吸频率>30次/min。

（9）显著出血：包括鼻衄、牙龈或静脉穿刺部位反复或长期出血，呕血。

（10）休克：代偿性休克定义为毛细血管重新充血≥3s，但无低血压。失代偿性休克定义为儿童收缩压<70mmHg或成人<80mmHg伴灌注受损表现。

（11）高原虫血症：恶性疟原虫血症>5%。

六、实验室检查

1. 血常规

血白细胞计数及中性粒细胞在急性发作时可增加，发作后则恢复正常，多次发作后，白细胞计数减少而单核细胞增多。有不同程度的血红蛋白下降和血小板减少。

2. 病原学检查

（1）外周血涂片显微镜检测：血涂片疟原虫显微镜检测是WHO推荐的疟疾诊断"金标准"，其不仅能确定疟疾感染和判别疟原虫株，还能识别疟原虫期和原虫密度，协助重症疟疾救治。

（2）快速疟原虫抗原检测：疟原虫抗原快速诊断试纸条具有检测简便、快速的特点。

（3）疟原虫基因检测：以 PCR 检测技术为主的核酸诊断方法，具有特异性、敏感性高的特点。

七、诊断

1. 诊断原则

根据流行病学史（在境外非洲或东南亚疟疾流行区有夜间停留史或近 2 周内输血史）、临床表现及实验室检查结果等进行诊断。

2. 诊断标准

（1）无症状带虫者：疟疾病原学检查阳性，但无临床表现。

（2）临床诊断病例：有流行病学史和疟疾临床表现，但疟疾病原学检查阴性。

（3）确诊病例：疟疾病原学检查阳性，有临床表现（包括流行病学史）。

八、治疗

（一）基础治疗

发作期及退热后 24h 应卧床休息。注意补足水分，对食欲不佳者给予流质或半流质饮食，至恢复期予高蛋白饮食；吐泻不能进食者，则适当补液；贫血者可辅以铁剂。寒战时注意保暖；大汗应及时用毛巾擦干，并随时更换汗湿的衣被，以免受凉；高热时采用物理降温，过高热患者可药物降温；凶险发作者应严密观察生命征，记录出入量，做好基础护理。按虫媒传染病做好隔离。

（二）抗疟原虫治疗

1. 选药原则

根据诊断是否为恶性疟疾，血中原虫密度大小，病情轻重，是否来自耐药流行区、当地疟原虫的耐药类型，当地药物的可及性来选择药物。世界卫生组织建议使用青蒿素衍生物与另一种有效抗疟疾药物的联合方案，这是目前最有效并且可以避免疟原虫产生耐药性的方法。

2. 抗疟原虫药物

（1）磷酸氯喹：对各种疟原虫的红内期无性期均有较强杀灭作用。主要不良反应包括头痛、恶心、呕吐、视物模糊等。成人治疗总剂量为磷酸氯喹（基质）1.2g，分3d服用。由于大部分疟疾流行区的恶性疟原虫对氯喹已出现抗性，因此已不推荐用于恶性疟治疗。

（2）磷酸哌喹：对各种疟原虫的红内期无性期均有较强杀灭作用，但与氯喹有交叉抗药性。主要的不良反应包括头昏、头痛、恶心、呕吐等，该药有肝内蓄积作用，可致血清丙氨酸转氨酶短期升高，不建议1个月内重复使用，肝病患者及孕妇慎用。成人治疗总剂量为磷酸哌喹（基质）1.2g，分3d服用。

（3）磷酸咯萘啶：对各种疟原虫的红内期无性期均有较强杀灭作用，与氯喹无交叉抗药性，可用于抗氯喹恶性疟的治疗。不良反应一般较轻。该药主要包括注射剂和与青蒿素类药物组成的复方口服片剂。

（4）青蒿素类药物：能杀灭各种疟原虫的红内期无性体，并可阻碍恶性疟原虫配子体的发育，广泛用于抗氯喹恶性疟的治疗。

①青蒿琥酯注射剂：该药已被WHO推荐为重症疟疾的首

选治疗药物。

② 蒿甲醚注射剂：该药已被 WHO 推荐为无青蒿琥酯注射剂地区重症疟疾的替代治疗药物之一。

③ 以青蒿素为基础的复方或联合用药（ACT）：为缩短青蒿素类药物治疗疗程并延缓抗药性的产生，WHO 强烈建议青蒿素类药物的口服制剂应采用青蒿素类药物与其他抗疟药物组合成复方或联合用药。我国《抗疟药物使用规范》推荐双氢青蒿素/磷酸哌喹片、青蒿琥酯/阿莫地喹片和青蒿素/哌喹片。

（5）磷酸伯氨喹：能杀灭肝内期疟原虫防止复发，且能抑制成熟配子体在蚊体内发育，可减少疟疾传播，但对红内期疟原虫几乎无作用。因此，临床上伯氨喹常与杀红内期疟原虫药物联合用于间日疟和卵形疟的根治，但在 G6PD 缺乏人群中使用时应在医护人员的监护下进行，孕妇禁用。

3. 非重症抗疟原虫治疗

（1）间日疟及卵形疟

① 磷酸氯喹/磷酸伯氨喹 8 日疗法：该方法适用国内生产的磷酸伯氨喹。成人总剂量磷酸氯喹（基质）1.2g，磷酸伯氨喹（基质）180mg。磷酸氯喹第 1 天 0.6g，第 2 和第 3 天 1 次/d，每次 0.3g；从服磷酸氯喹第 1 日起，同时服磷酸伯氨喹，1 次/d，每次 22.5mg，连服 8d。

② 磷酸氯喹/磷酸伯氨喹 14 日疗法：该方法适用进口的磷酸伯氨喹。磷酸氯喹剂量和疗程同上，磷酸伯氨喹（基质）210mg。从服磷酸氯喹第 1 天起，同时服磷酸伯氨喹，1 次/d，15mg/次，连服 14d。

③ 青蒿素复方+磷酸伯氨喹方案：不同青蒿素复方的治疗剂量和疗程不同，从服用青蒿素复方第 1 天起，同时服用磷酸伯氨喹（剂量和疗程同上），该方法也适用于恶性疟与间日疟混合感染。

（2）三日疟和诺氏疟

① 双氢青蒿素／磷酸哌喹片：成人总剂量 8 片。首剂 2 片，口服，8、24 和 32h 各服 2 片。

② 青蒿琥酯／阿莫地喹片：成人总剂量 6 片。1 次／d，2 片／次，口服，连服 3d。

③ 青蒿素／哌喹片成人总剂量 4 片。1 次／d，2 片／次，口服，连服 2d。

④ 蒿甲醚／奈酚喹片成人总剂量 8 片，顿服。

4. 重型疟疾抗疟原虫治疗

（1）首选青蒿琥酯注射剂静脉注射。成人 0、12 和 24h 各 1 次，120mg／次（2.4mg/kg）；体重＜20kg 的儿童 3mg/kg，以后 1 次／d，120mg／次，连续至少 7d；如患者苏醒且能进食，可停止青蒿琥酯注射，改服复方青蒿素一个疗程继续治疗，如仍有疟原虫，可延长疗程至疟原虫消失。

（2）如无青蒿琥酯注射剂，可采用蒿甲醚注射剂肌内注射。成人首剂 160mg，以后 1 次／d，80mg／次；或首剂 3.2mg/kg，以后 1.6mg/kg；连续至少 7d；如患者苏醒且能进食，可停止蒿甲醚注射，改服复方青蒿素一个疗程继续治疗，必要时延长疗程至疟原虫消失。

（三）对症治疗

（1）高热：可采用物理降温，尽可能使体温降至 38℃以下。对乙酰氨基酚等解热镇痛药可加快退热速度，对超高热患者可酌情应用肾上腺皮质激素。

（2）脑水肿、抽搐：可用脱水剂，如呋塞米（速尿）、甘露醇等。使用胶体液扩容、改善微循环、增加血容量、降低血液黏度。对抽搐患者可用镇静剂，肌内注射或静脉注射地西泮，频繁抽搐者，采用氯丙嗪联合异丙嗪肌内注射，必要时也可应用亚冬眠疗法。但不推荐使用苯巴比妥预防抽搐。

（3）肝、肾功能严重损害：可选用甘草酸苷、多烯磷脂酰胆碱、腺苷蛋氨酸等护肝治疗，适当扩容、利尿，必要时进行血液净化治疗。

（4）贫血：可输全血或浓缩红细胞。

（5）血小板减少症：必要时可输注血小板，或应用重组人血小板生成素或 TPO 受体激动剂（如阿伐曲泊帕）治疗。

九、预防

赴疟疾流行区前应了解目的地的疟疾流行状况，做好个人防护准备。

在疟疾流行区期间应采取个人防护措施，如使用蚊帐、纱门、纱窗、蚊虫驱避剂、穿长衣长袖等。

预防用药：磷酸哌喹每次服 600mg，每月 1 次，睡前服（连续服用不超过 3 个月）。

第十五节　血吸虫病

血吸虫病是由血吸虫寄生于人体所致的疾病。在我国流行的血吸虫病为日本血吸虫病。日本血吸虫病是由日本血吸虫寄生于门静脉系统所引起的疾病。急性期患者有发热、腹痛、腹泻或脓血便，肝大与压痛等，血中嗜酸性粒细胞显著增多。慢性期以肝脾大或慢性腹泻为主。晚期则以门静脉周围纤维化病变为主。

一、病原学

日本血吸虫生活史中，人是终末宿主，钉螺是必需的唯一中间宿主。日本血吸虫在自然界除人以外，尚有牛、猪、羊、狗、猫等 41 种哺乳动物可以作为它的保虫宿主。

二、流行病学

日本血吸虫病是人畜共患病，传染源是患者和保虫宿主。

传播必须具备下述三个条件：即带虫卵的粪便入水；钉螺的存在、孳生；以及人、畜接触疫水。

人群普遍易感，感染后有部分免疫力。

三、发病机制

由皮肤接触含尾蚴的疫水而感染，主要病变为虫卵沉积于肠道和肝脏等组织而引起的虫卵肉芽肿。

四、临床表现

临床上将血吸虫病分为以下四型。

（一）急性血吸虫病

发生于夏秋季，以 7～9 月份为常见。患者常有明确的疫水接触史。潜伏期可出现疫水接触处皮肤发痒、红色小丘疹、咳嗽、胸痛等尾蚴性皮炎和童虫移行损伤。急性血吸虫病病程一般不超过 6 个月，经杀虫治疗后，患者常迅速痊愈。

1. 发热

患者均有发热，轻症发热数天，一般 2～3 周，重症可迁延数月。热型以间歇型、弛张型为多见，早晚波动可很大。一般发热前少有寒战。

2. 过敏反应

除皮炎外还可出现荨麻疹、血管神经性水肿、淋巴结肿大、出血性紫癜、支气管哮喘等。血中嗜酸性粒细胞显著增多，对诊断具有重要参考价值。

3. 消化系统症状

发热期间，多伴有食欲减退，腹部不适，轻微腹痛、腹泻、呕吐等。腹泻一般每天 3～5 次，个别可达 10 余次，初为稀水便，继而出现脓血、黏液。热退后腹泻次数减少。

4. 肝脾大

90% 以上患者肝大伴压痛，左叶肝肿大较显著。半数患者有轻度脾大。

（二）慢性血吸虫病

急性症状消退而未经治疗者或在疫区反复轻度感染而获得部分免疫力者，病程超过半年以上，称慢性血吸虫病。病程可长达 10～20 年，甚至更长。临床表现以隐匿型间质性肝炎或慢性血吸虫性结肠炎为主。

（1）无症状型：轻度感染者大多无症状，仅在粪便检查中发现虫卵，或体检时发现肝大，B 超检查可呈网络样改变。

（2）有症状型：主要表现为血吸虫性肉芽肿肝病和结肠炎。

（三）晚期血吸虫病

反复或大量感染血吸虫尾蚴后，未经及时抗病原治疗，虫卵损害肝脏较重，发展成肝硬化，有门静脉高压、脾显著增大和临床并发症。病程多在 5～15 年以上。

（四）异位血吸虫病

见于门脉系统以外的器官或组织的血吸虫虫卵肉芽肿，称为异位损害或异位血吸虫病。人体常见的异位损害见于肺和脑。

1. 肺型血吸虫病

为虫卵沉积引起的肺间质性病变。呼吸道症状大多轻微，表现为轻度咳嗽与胸部隐痛、痰少，咯血罕见。肺部体征不明显，胸部 X 线检查可见肺部有弥漫的云雾状、点片状、粟粒样浸润阴影，边缘模糊，以中下肺为多，肺部病变经病原学治疗后 3～6 个月内逐渐消失。

2. 脑型血吸虫病

临床上可分为急性与慢性两型，均以青壮年患者多见。临床表现酷似脑膜脑炎，常与肺部病变同时发生，出现意识障碍、脑膜刺激征、瘫痪、抽搐、腱反射亢进和锥体束征等。脑脊液嗜酸性粒细胞可增高或有蛋白质与白细胞轻度增多。慢性型的主要症状为癫痫发作，尤以局限性癫痫为多见。颅脑 CT 扫描显示病变常位于顶叶，亦可见于枕叶，为单侧多发性高密度结节。

五、实验室检查

（一）血常规

在急性期，外周血常规以嗜酸性粒细胞显著增多为主要特点。嗜酸性粒细胞一般占 20%～40%，最多可高达 90% 以上。

（二）粪便检查

粪便内检查虫卵和孵出毛蚴是确诊血吸虫病的直接依据。

（三）肝功能检查

急性血吸虫病患者血清中球蛋白增高，血清 ALT、AST 轻度增高。晚期患者出现血白蛋白减少，球蛋白增高，常出现白蛋白与球蛋白比例倒置。

（四）免疫学检查

（1）皮内试验：此法简便、快速，通常用于现场筛查可疑病例，阳性者需做进一步检查。

（2）间接血凝试验（IHA）：致敏红细胞与患者血清相遇时，肉眼可见凝集现象，称为阳性反应。在流行区，该法可作为过筛或综合查病的方法之一。

（3）酶联免疫吸附试验（ELISA）：此法有较高的敏感性和特异性，可用作综合查病的方法之一。

（五）直肠黏膜活检

是血吸虫病原诊断方法之一。通过直肠或乙状结肠镜，自病变处取米粒大小黏膜，置光镜下压片检查有无虫卵。在距肛门 8～10cm 背侧黏膜处取材的阳性率最高。这种方法一般能检出的虫卵大部分是远期变性虫卵。

（六）肝影像学检查

（1）B 型超声波检查：可判断肝纤维化的程度。可见肝、脾体积改变，门脉血管增粗呈网织状改变。并可定位行肝穿刺活检。

（2）CT 扫描：晚期血吸虫病患者肝包膜与肝内门静脉区常有钙化现象，CT 扫描可显示肝包膜增厚钙化等特异图像。重度肝纤维化可表现为龟背样图像。

六、诊断

（1）流行病史：有血吸虫疫水接触史是诊断的必要条件，应仔细询问。

（2）临床特点：具有急性或慢性、晚期血吸虫病的症状和体征，如发热、皮炎、荨麻疹、腹痛、腹泻、肝脾大等。

（3）实验室检查：结合寄生虫学与免疫学检查指标进行诊断。粪便检出活卵或孵出毛蚴可确诊。

七、治疗

1. 吡喹酮

对血吸虫各个发育阶段均有不同程度的杀虫效果，特别是杀成虫作用大。

（1）急性血吸虫病：总量按 120mg/kg，6 天分次服完，其中 50% 必须在前两天服完，体重超过 60kg 者仍按 60kg 计。

（2）慢性血吸虫病：成人总量按 60mg/kg，2 天内分 4 次服完，儿童体重在 30kg 以内者总量可按 70mg/kg，30kg 以上者与成人相同剂量。

（3）晚期血吸虫病：如患者一般情况较好，肝功能代偿尚佳，总量可按 40～60mg/kg，2 天分次服完，每天量分 2～3 次服。年老、体弱、有其他并发症者可按总量 60mg/kg，3 天内分次服完。感染严重者可按总量 90mg/kg，6 天内分次服完。

2. 预防性服药

在重疫区对特定人群进行预防性服药，能有效预防血吸虫感染。青蒿素衍生物蒿甲醚和青蒿琥酯能杀灭 5～21 天的血吸虫童虫。在接触疫水后 15 天口服蒿甲醚，按 6mg/kg，以后每 15 天 1 次，连服 4～10 次；或者在接触疫水后 7 天口服青蒿琥酯，剂量为 6mg/kg，顿服，以后每 7 天 1 次，连服 8～15 次。

八、预防

在流行区每年对患者、病畜进行普查普治。

采取各种方法消灭钉螺。粪便须经无害化处理后方可使用。保护水源，改善用水条件。

严禁在疫水中游泳、戏水。接触疫水时应穿着防护衣裤和使用防尾蚴剂等。

参考文献

[1] 中华医学会，中华医学会杂志社，中华医学会全科医学分会，等 . 急性上呼吸道感染基层诊疗指南（实践版·2018）[J]. 中华全科医师杂志，2019，18（5）：427-430.

[2] 中国医师协会急诊医师分会急诊感染学组 . 成人普通感冒诊断和治疗临床实践指南（2023）[J]. 国际呼吸杂志，2023，43（3）：254-278.

[3] 中华医学会，中华医学会杂志社，中华医学会全科医学分会，等 . 肺结核基层诊疗指南（2018 年）[J]. 中华全科医师杂志，2019，（8）：709-717.

[4] 中华医学会胸心血管外科分会瓣膜病外科学组 . 感染性心内膜炎外科治疗中国专家共识 [J]. 中华胸心血管外科杂志，2022，38（3）：146-155.

[5] 国家心血管病中心心肌病专科联盟，中国医疗保健国际交流促进会心血管病精准医学分会 . 中国成人心肌炎临床诊断与治疗指南 2024[J]. 中国循环杂志，2024（39）6：521-536.

[6] 中华医学会呼吸病学分会 . 中国成人社区获得性肺炎诊断和治疗指南（2016 年版）[J]. 中华结核和呼吸杂志，2016，39（4）：253-279.

[7] 国家卫生健康委员会，国家中医药管理局 . 新型冠状病毒感染诊疗方案（试行第十版）[EB/OL]. 北京：国家卫健委官网，2023.

[8] 中华医学会儿科学分会消化学组，中华医学会儿科学分会临床营养学组 . 中国儿童急性感染性腹泻病临床实践指南 [J]. 中华儿科杂志，2020，58（7）：539-546.

[9] 中华医学会感染病学分会 . 感染性疾病诊疗指南 [M]. 北京：人民卫生出版社，2021.

[10] 中华医学会肝病学分会，中华医学会感染病学分会 . 慢性乙型肝

炎防治指南（2022 年版）[J]. 中华肝脏病杂志，2022，30（12）：1309-1331.

[11] 中华医学会皮肤性病学分会，中国疾病预防控制中心性病控制中心. 梅毒、淋病和生殖道沙眼衣原体感染诊疗指南（2020 年）[J]. 中华皮肤科杂志，2020，53（3）：168-179.

[12] 葛均波，徐永健，王辰. 内科学 [M]. 9 版. 北京：人民卫生出版社，2018.

[13] 葛均波，王辰，王建安. 内科学 [M]. 10 版. 北京：人民卫生出版社，2024.

[14] 李兰娟. 传染病学 [M]. 10 版. 北京：人民卫生出版社，2024.

[15] 陈永平. 传染病学 [M]. 北京：科学出版社，2017.

[16] 牟壮博. 常见传染病诊疗 [M]. 北京：人民卫生出版社，2017.

[17] 尚秀娟. 现代感染病学 [M]. 长春：吉林科学技术出版社，2017.

[18] 陈艳成. 感染病学 [M]. 重庆：重庆大学出版社，2016.

[19] 杨东亮，唐红. 感染性疾病 [M]. 北京：人民卫生出版社，2016.